Bodybuilding für Hardgainer

Berend Breitenstein

Bodybuilding für Hardgainer

Ernährung. Training. Erholung.

Bibliografische Informationen der Deutschen Nationalbibliothek
Die Deutsche Nationalbibliothek verzeichnet diese Publikation in der Deutschen Nationalbiografie; detaillierte bibliografische Daten sind im Internet über http://dnd.d-nb.de abrufbar.

Umschlagdesign: Nici Ashtarany

Modell: Berend Breitenstein
Fotograf Übungsfotos: Kurt Breitenstein
Lektorat Rechtschreibung: Stephanie Reichard
Satz, Herstellung und Verlag: Books on Demand GmbH, Norderstedt
ISBN 978-3-8334-7384-5

Inhalt

TRAINING FÜR DEN HARDGAINER

Haftungsausschluss

Der Inhalt dieses Buches basiert auf meinen persönlichen Erfahrungen als Athlet und Ernährungswissenschaftler. Die Ergebnisse, welche bei Umsetzung des in diesem Buch empfohlenen Trainings- und Ernährungsprogramms erzielt werden, variieren zwischen den einzelnen Personen. An oberster Stelle beim Schreiben dieses Buches stand für mich der Gedanke des dopingfreien, gesunden Bodybuilding und dabei insbesondere, wie von Natur aus schlanke Menschen mit einem schnellen Stoffwechsel optimale Ergebnisse im Muskelaufbau durch hartes Training, bedarfsangepasste Ernährung und ausreichende Regeneration erreichen können, und zwar ohne die Einnahme von für die Gesundheit potentiell schädlichen Dopingmitteln, wie beispielsweise anabolen, androgenen Steroiden, Wachstumshormonen, Stimulanzien oder Diuretika.

Die in diesem Buch empfohlenen Produkte der Firma BMS (Building Muscles through Science) sind als Nahrungsergänzungen in den Niederlanden zugelassen. Die Wirkstoffe aller beschriebenen Produkte stehen nicht auf der Liste der verbotenen Substanzen der GNBF e.V. (German Natural Bodybuilding and Fitness Federation). Die Rechtslage kann in anderen EU-Staaten anders sein. Ich übernehme keinerlei Haftung für entstandene Schäden, die aus einem Verstoß gegen die lebensmittelrechtlichen oder sonstigen Bestimmungen im Land des Anwenders entstehen.

Bevor Sie die in diesem Buch gemachten Trainings- und Ernährungsempfehlungen in die Praxis umsetzen, ist es empfehlenswert, Ihre Gesundheitstauglichkeit durch einen Arzt untersuchen zu lassen.

Der Herausgeber, die Firma Books on Demand in Hamburg-Norderstedt und ich als Autor übernehmen keinerlei Haftung für eventuelle Schäden, die durch unsachgemäße Anwendung der Inhalte in diesem Buch auftreten können.

Vorwort

Bodybuilding! An was denken Sie, wenn Sie dieses Wort lesen oder hören? Mit hoher Wahrscheinlichkeit wird in Ihrer Vorstellung ein Bild aufgerufen, das einen Körper mit massiven und kraftvollen Muskeln und gleichzeitig geringem Fettanteil zeigt. Wenn Sie bereits aktiver Bodybuilder sind, dann wissen Sie aus eigener Erfahrung um die außergewöhnlich positiven Effekte, die natürliches, drogenfreies Bodybuilding auf die Entwicklung Ihres Körpers, der Gesundheit und des Lebensgefühls zeigt.

Dieses Buch wendet sich an Bodybuilder, denen es schwer fällt, Muskelmasse aufzubauen. Wenn auch Sie zu dieser Gruppe der so genannten „Hardgainer" zählen, dann finden Sie auf den folgenden Seiten alle wichtigen Informationen darüber, wie es möglich ist, an Körpergewicht zuzunehmen und massive Muskeln zu entwickeln.

Bei der inhaltlichen Gliederung dieses Buches habe ich mich dafür entschieden, mit dem Thema Ernährung zu beginnen. Der Grund hierfür sind die zahlreichen Gespräche, die ich mit Menschen geführt habe, die mit ihrem dünnen Körperbau nicht zufrieden waren. Wie sich dabei sehr oft herausstellte, fanden sich häufig entscheidende Fehlerquellen in den Ernährungsgewohnheiten dieser Sportler, die es ihnen unmöglich machten, die Ernte ihrer Trainingsanstrengungen in Form von Muskelaufbau einzufahren.

Ernährung und Training des Hardgainers müssen ganz auf das Ziel des Masseaufbaus ausgelegt sein. Nur wenn beide Faktoren aufeinander abgestimmt sind und die entsprechende Strategie diszipliniert in der Praxis umgesetzt wird, können bestmögliche Ergebnisse im Bodybuilding erzielt werden. Das gilt insbesondere für alle Athleten, die auf die Einnahme von Dopingmitteln, wie beispielsweise Hormonen, verzichten.

Dieses Buch wird Sie darin unterstützen, Ihre Trainingsziele auf gesunde Art und Weise zu erreichen.

Ich bin überzeugt davon, dass Sie bei Einsatz der nachfolgend beschriebenen Ernährungs- und Trainingsempfehlungen schon bald neue, großartige Fortschritte im Muskelaufbau verzeichnen werden.

Train hard – train natural!

Berend Breitenstein

www.berend-breitenstein.de
www.gnbf.de

ERNÄHRUNG FÜR DEN HARDGAINER

I. Energiebedarf des Hardgainers

Vielleicht kennen Sie auch die Sportskollegen, die sich in der Aufbauphase befinden und alles Essbare in sich hineinschlingen, was sie in die Finger und in kürzester Zeit zwischen die Zähne bekommen? Auf ihr unmäßiges Essverhalten angesprochen wird als Antwort häufig angegeben, dass sie sich gerade in der Massephase befinden und daher möglichst viel essen müssen. In der Tat ist es richtig, dass ein gewisser Kalorienüberschuss bestehen muss, damit der Körper Muskelmasse aufbaut. Allerdings sollte dieses nicht als Alibi dafür genutzt werden, sich mit großen Mengen Junk-Food voll zu stopfen. Mehr dazu im zweiten Teil innerhalb dieses Kapitels.

Schauen wir uns zunächst an, wie sich die tägliche Energiebilanz des Körpers bestimmen lässt. Zur Berechnung des täglich benötigten Energiebedarfs, also der Menge an täglich aufzunehmenden Kalorien, fließen vier Aspekte ein:

Grundumsatz (GU)

Der Grundumsatz ist die tägliche Kalorienmenge, die zur Aufrechterhaltung der so genannten „vitalen Funktionen“ wie Atmung, Herzschlag und Verdauung benötigt wird und errechnet sich nach der folgenden Formel:
Körpergewicht in Kilogramm x 24 Stunden x 1 Kalorie

Für einen 80 Kilogramm schweren Mann bedeutet das:
80 x 24 x 1 = 1.920 kcal Grundumsatz pro Tag

Leistungsumsatz (LU)

Auf den Grundumsatz wird der Leistungsumsatz dazu gerechnet, also die Kalorienmenge, die durch Arbeitstätigkeit und sportliche Aktivitäten verbraucht wird. Dabei wird grundsätzlich zwischen drei verschiedenen Arbeitsintensitäten unterschieden:

- Leichte Tätigkeit (z.B. Schreibtischarbeit): + 300 bis 350 kcal/Tag
- Mittelschwere Tätigkeit (z.B. Automechaniker): + 500 bis 1.000 kcal/Tag
- Schwere Tätigkeit (z.B. Bauarbeiter): + 1.000 bis 1.500 kcal/Tag

Angenommen, der 80kg schwere Mann in unserem Beispiel ist Bankangestellter und übt damit eine überwiegende sitzende Tätigkeit aus. Auf den errechneten Grundumsatz von etwa 2.000 kcal müssen dann zwischen 300 und 350 kcal und darüber hinaus die Kalorienanzahl, die durch das Training verbraucht wird, hinzugerechnet werden. Das ergibt dann die täglich benötigte Gesamtkalorienzahl. Gehen wir davon aus, dass pro Stunde hartem Bodybuilding-Training zwischen 400 und 600 Kalorien verbrannt werden. Wenn unsere beispielhafte Person an einem Tag eine Stunde mit Gewichten trainiert, ergibt sich also folgende Rechnung:

GU (ca. 2.000 kcal) + LU (ca. 700 bis 950 kcal) = Totalumsatz (TU) von 2.700 bis 2.950 kcal/Tag.

Anhand dieses Beispiels können Sie Ihren persönlichen, täglichen Kalorienbedarf errechnen. Für die Ernährung des Hardgainers mit dem Ziel, Muskelmasse aufzubauen, muss auf den errechneten Totalumsatz an Energie ein Sicherheitszuschlag an täglich konsumierten Kalorien zugefügt werden. Dieser Sicherheitszuschlag deckt beispielsweise den eigentlichen Vorgang des Muskelwachstums ab, der ja ebenfalls ein Energie verbrauchender Prozess ist. Wie hoch sollte die Kalorienzahl dieses Sicherheitszuschlages etwa sein? Nun, der Stoffwechsel des Hardgainers gleicht, bildlich gesprochen, dem eines Hochofens.

Sehr oft habe ich bei der Beratung von Hardgainern bereits gehört:

„Ich kann essen was und so viel ich will, aber ich nehme einfach nicht zu“

Meine Empfehlung bezüglich der Gesamtmenge an täglich aufzunehmenden Kalorien lautet daher, mindestens 500 kcal täglich mehr zu verzehren, als es der errechnete Tagesbedarf, beziehungsweise der Totalumsatz (TU), ausweist. Auch eine zusätzliche Menge von bis zu 2.000 kcal pro Tag über dem errechneten, individuellen Tagesbedarf hinaus stellt aus meiner Sicht kein Problem für die Ernährung des Hardgainers dar.

Allerdings müssen theoretische Formeln immer auf deren Wirksamkeit in der Praxis überprüft werden. Viel wichtiger als akribisches Kalorienzählen ist die sichtbare Veränderung Ihres Körpers und die Anzeige auf der Waage. Wenn Sie bei einem Blick in den Spiegel neue Muskelmasse an Ihrem Körper entdecken und die Waage ein oder zwei Kilogramm zusätzliches Gewicht anzeigt, dann wissen Sie, dass Sie auf dem richtigen Weg sind.

Das zusätzliche Körpergewicht darf natürlich nicht überwiegend aus Fettsubstanz bestehen, sondern vielmehr aus kompakter und dichter Muskelmasse. Neben entsprechendem Training ist dafür die Auswahl der Lebensmittel auf Ihrem Speiseplan von entscheidender Bedeutung.

2. Die besten Lebensmittel für Hardgainer

Dieses Kapitel nennt die besten Lebensmittel für den Aufbau von massiven und kompakten Muskeln und beschreibt deren Gehalt an muskelaufbauenden, kraftspendenden und gesundheitsfördernden Inhaltsstoffen. Die Auswahlkriterien für die Aufnahme in den Kreis der besten Lebensmittel für den Hardgainer sind neben der enthaltenen Kalorienmenge die Nährstoffdichte und der Gehalt an gesundheitsfördernden Stoffen, wie beispielsweise an sekundären Pflanzenstoffen.

Nährstoffdichte: Die Nährstoffdichte definiert die Menge eines Nährstoffes in einem Lebensmittel in Relation zum Energiegehalt des Lebensmittels. Stark fett- und zuckerhaltige Lebensmittel sowie Alkohol haben eine sehr geringe Nährstoffdichte. Sie liefern zwar viele Kalorien, enthalten jedoch kaum lebenswichtige Bestandteile („leere Kalorien")

Damit Sie kraftvolle Muskelmasse zulegen können, Ihren Organismus mit allen benötigten Nährstoffen versorgen und sich gesund und leistungsfähig fühlen, ist es in jedem Fall sehr wichtig, dass Sie nicht nur Kalorienmast betreiben.

Obwohl der Verzehr von Lebensmitteln, wie beispielsweise Weißbrot und Konfitüre, direkt nach dem Training für den Hardgainer durchaus sinnvoll sein kann, wie im Kapitel „Optimale Nährstoffzufuhr nach dem Training" beschrieben, sollten Sie neben der Menge der täglich verzehrten Lebensmittel bei der Auswahl derselben grundsätzlich sehr auf Qualität, sprich auf eine hohe Nährstoffdichte achten.

Die folgende Liste gliedert die besten Lebensmittel für Hardgainer in Protein-, Kohlenhydrat- und Fettlieferanten und nennt die jeweiligen Lebensmittel, welche für die Ernährung des Hardgainers besonders empfehlenswert sind:

Proteinlieferanten
- Rindfleisch
- Eier
- Geflügel
- Fisch
- Milch
- Milchprodukte

Kohlenhydratlieferanten
- Getreideflocken
- Vollkornbrot / Weißbrot
- Vollkornreis
- Vollkornreiswaffeln
- Vollkornnudeln
- Kartoffeln
- Obst
- Fruchtsaft
- Gemüse
- Hülsenfrüchte
- Honig
- Konfitüre
- Milchspeiseeis

Fettlieferanten
- Kaltgepresste Pflanzenöle
- Nüsse
- Nussmus
- Sonnenblumenkerne
- Butter

Rindfleisch

Rindfleisch ist echte Bodybuilding-Nahrung. 100 g Rindfleisch liefern dem Körper ca. 20 g erstklassiges Protein. Größere Mengen an den Vitaminen A und B, sowie reichlich Mineralstoffe wie Eisen, Zink und Magnesium machen Rindfleisch ebenso wertvoll für die Ernährung des Hardgainers, wie der hohe Creatin-Gehalt von 300 mg bis 500 mg pro Kilogramm rotem Fleisch. Besonders schmackhaft sind dunklere, gut abgehangene Fleischstücke, die zart marmoriert, also von feinen Fettäderchen durchzogen sind. Beefhack ist eine preiswertere Alternative zu den meist teureren Steaks und ist ebenfalls sehr empfehlenswert für den Verzehr.

Rinderleber liefert dem Körper zwar ebenfalls sehr hochwertiges Protein und insbesondere das für die Blutbildung so wichtige Vitamin B12, sollte aber aufgrund der erhöhten Schadstoffbelastung (z.B. Blei und Cadmium) nicht öfter als zweimal im Monat gegessen werden.

Eier

Eier sollten fester Bestandteil der Hardgainer Ernährung sein. Kein anderes Lebensmittel liefert dem Körper Protein von derselben hohen biologischen Wertigkeit, wie das Ei-Eiweiß. Das im Ei enthaltene Eiweiß kann durch den Organismus fast vollständig für den Aufbau körpereigener Substanz, wie beispielsweise Muskulatur, verwertet werden. Ein mittelgroßes Hühnerei enthält etwa 7 Gramm Eiweiß und 6 Gramm Fett. Der Fettanteil befindet sich ausschließlich im Eigelb. Hardgainer, die kein Problem mit ihrem Blutcholesterin haben, sollten den Verzehr von ganzen Eiern bevorzugen. Zwar findet sich im Eigelb eine ganze Menge dieser fettähnlichen Substanz, für den gesunden Menschen ist das aber kein Problem. Die „Cholesterin-Hysterie“, die noch vor einigen Jahren bestand, ist neuen wissenschaftlichen Erkenntnissen darüber gewichen, dass der Verzehr von Nahrungscholesterin kaum Einfluss auf die Höhe des Blutcholesterins zeigt. Zudem verfügt der Körper über eigene, fein abgestimmte Regulationsmechanismen und drosselt bei der Zufuhr von externem Cholesterin durch die Nahrung die körpereigene Cholesterinsynthese in der Leber. Im Eigelb findet sich auch eine größere Menge an Lecithin, einem sogenannten Phospolipid, das wichtiger Bestandteil der Zellhüllen ist und für eine gesunde Nervenfunktion von Bedeutung ist.

Geflügel

Geflügelfleisch in Form von Hühnerbrust- oder Putenbrustfilet ist eine weitere, sehr empfehlenswerte Proteinquelle für die Hardgainer-Ernährung. 100 g Geflügelfleisch versorgen den Körper mit gut 20 g hochwertigem Protein. Darüber hinaus sind in Geflügelfleisch insbesondere die Vitamine B1, B2, B6 und die Mineralstoffe Eisen und Zink enthalten.

Fisch

Fisch ist eines der am empfehlenswertesten Lebensmittel für die menschliche Ernährung. Hardgainer sind gut damit beraten, fetten Fischsorten, wie beispielsweise Lachs, den Vorzug zu geben. Mit ca. 20 g hochwertigem Protein pro 100 g ist Fisch ein echter Muscle-Builder. Die im Fettfisch reichlich enthaltenen Omega-3-Fettsäuren liefern nicht nur eine gute Portion an Kalorien, sondern zeigen auch außerordentlich positive Effekte für die Gesundheit des Herz-Kreislaufsystems. Studien haben ergeben, dass diese mehrfach ungesättigten, lebensnotwendigen Fettsäuren einen gewissen Schutz vor Arteriosklerose („Verkalkung") in den Herzkranzgefäßen bieten. Eine weitere sehr positive Wirkung der Omega-3-Fettsäuren ist deren Eigenschaft, entzündlichen Reaktionen in Muskeln und Gelenken vorzubeugen.

Milch

Der Nährstoffmix in der Milch ist für die Ernährung des Hardgainers Gold wert. Ein Liter Vollmilch mit natürlichem Fettgehalt (3,5 % bis 3,8 % Fett) enthält durchschnittlich 48 g Milchzucker, 33 g Milcheiweiß und 35 g Milchfett, dazu reichlich Vitamine und Mineralstoffe, insbesondere die fettlöslichen Vitamine A, D, E und K und Calcium. Hardgainer sollten sich aufgrund des höheren Kaloriengehaltes eher für Voll- oder Vorzugsmilch

(Rohmilch) entscheiden, als für fettreduzierte Trinkmilch-Varianten, sprich fettarme Milch (1,5 % Fett) oder Magermilch (0,3 % Fett).

Milchfrischprodukte

Zu den Milchfrischprodukten, die für die Hardgainer Ernährung empfehlenswert sind, zählen die fetteren Produkte wie Sahne, Sahnequark und Vollmilchjoghurt ebenso, wie die weniger fetthaltigen Sorten wie Buttermilch, Hüttenkäse oder Kefir.

Die vielfältigen Möglichkeiten bezüglich der Zubereitungsart von Milchfrischprodukten bieten für jeden Geschmack etwas. Wenn Sie es eher süß mögen, bietet sich beispielsweise eine leckere Sahne-Quarkspeise mit Früchten an. Für den würzigen Geschmack eignen sich aromatische Kräuterquark- Zubereitungen. Sehr empfehlenswert ist auch die Mischung aus Quark, Leinöl und Rosinen. Das ist ein echter „Power Snack", der eine gute Portion an hochwertigem Milcheiweiß, ungesättigten Omega-3-Fettsäuren und schnell verwertbaren Kohlenhydraten enthält.

Käse

Schnitt- und Hartkäse, wie beispielsweise Gouda oder Emmentaler, ist nicht nur schmackhaft, sondern auch ein sehr empfehlenswerter Bestandteil der Hardgainer Ernährung. Fettreichere Käsesorten, wie beispielsweise Camembert sind dabei aufgrund des höheren Kaloriengehaltes die erste Wahl für den Hardgainer.

Kohlenhydratlieferanten

Getreideflocken

Vollkorngetreideflocken, wie beispielsweise Hafer-, Hirse- oder Roggenflocken, bieten exzellente ernährungsphysiologische Eigenschaften und sind ein Eckpfeiler in der Kohlenhydratversorgung des Hardgainers. Mein diesbezüglicher, persönlicher Favorit sind Haferflocken. Hafer enthält gut 65 Prozent langkettige Kohlenhydrate, ca. 7 Prozent Fett (überwiegend mehrfach ungesättigte Fettsäuren wie z.B. Linolsäure), ca. 10 Prozent hochwertiges Pflanzeneiweiß sowie reichlich Vitamine (B-Komplex und E), Mineralstoffe (Calcium und Eisen) und Spurenelemente (Zink und Mangan). Hinsichtlich der Verwendung von Hirseflocken ist auch deren hoher Gehalt an bindegewebs-kräftigender Kieselsäure zu erwähnen.

Für welche Art von Getreide Sie sich auch entscheiden – die kleinen, kraftspendenden Vollkornflocken können in der Küche vielseitig eingesetzt werden, beispielsweise als Müsligrundlage, Hauptbestandteil zur Zubereitung von Haferflockenwaffeln beziehungsweise Haferflockenpfannkuchen oder als Beigabe in Proteinshakes.

Vollkornbrot

Deutschland gilt als echtes Brotland. Der Verbraucher kann hierzulande zwischen etwa 300 Brot- und 1.200 Kleingebäcksorten, wie zum Beispiel Brötchen, Hörnchen etc., wählen. Hauptsächliche Getreidesorten für die Brotherstellung sind Weizen und Roggen, aber auch Hafer, Dinkel und Gerste werden verwendet. Grundzutaten für die Brotherstellung sind Mehl oder Schrot, Wasser, Sauerteig oder Hefe und Salz. Diese Zutatenliste macht Brot zu einem durchaus empfehlenswerten Lebensmittel für die Kohlenhydratversorgung des Hardgainers. Bei der Brotauswahl sollte grundsätzlich Vollkornbrot gegenüber Weißbrot bevorzugt werden. Nur Vollkornbrot enthält neben dem stärkereichen Mehlkörper auch den an Vitaminen (B-Komplex und E) und Mineralstoffen (Calcium und Eisen) reichen Getreidekeim sowie die Ballaststoffe aus den Randschichten des Getreidekorns.

Der Verzehr von Weißbrot sollte sich hauptsächlich auf den Snack direkt nach dem Training beschränken. Die kurzkettigen Kohlenhydrate des Weißbrots gehen schneller ins Blut über als die in Vollkornbrot enthaltenen langkettigen Kohlenhydrate. Damit füllen die „Weißbrot-Kohlenhydrate", besonders in der Kombination mit einer weiteren Quelle einfacher Kohlenhydrate, wie beispielsweise Konfitüre oder Honig, die während des Trainings beanspruchten Energiereserven des Körpers zügig wieder auf. Näheres hierzu ersehen Sie bitte auch aus dem Kapitel zur optimalen Nährstoffzufuhr nach dem Training.

Vollkornreis / Vollkornreiswaffeln

Reis bietet eine Fülle an Inhaltsstoffen, die „das Brot Asiens" als hervorragendes Hardgainer-Lebensmittel charakterisieren. Reis besteht zu nahezu 80 Prozent aus Kohlenhydraten, zu 7 Prozent aus Eiweiß und enthält so gut wie kein Fett. Ebenso wie beim Brotverzehr ist darauf zu achten, das volle Korn mit Keimling und Randschichten zu essen. Nur so kommen Sie in den Genuss der im Vollkornreis reichlich enthaltenen B-Vitamine und Ballaststoffe.

Langkornreis eignet sich sehr gut als Beilage zu Geflügel-, Fisch- und Rindfleischgerichten.

Rundkornreis wird gerne als Milchreis mit Früchten zubereitet. Ich kann mich noch gut an einen Hardgainer erinnern, den ich einmal eine Zeitlang trainiert habe. Er schwor auf Milchreis mit Früchten und Zucker für die Gewichtszunahme, und tatsächlich hat ihm der regelmäßige Verzehr dieser Speise zu mehr Masse verholfen.

Vollkornreiswaffeln sind eine sehr gute Möglichkeit zur Zubereitung eines schnellen und nahrhaften Snacks. Mit Quark und Konfitüre oder Honig bestrichen, erhalten Sie in null Komma nichts einen echten Energie-Booster als Zwischenmahlzeit, die beispielsweise eine Stunde vor dem Training genossen wird. Wenn Sie es lieber herzhaft mögen, empfiehlt es sich, die Vollreiswaffeln mit Käse und/oder Schinken zu belegen.

Vollkornnudeln

Teigwaren als kohlenhydratreiche und fettarme Lebensmittel sind für die Ernährung des Hardgainers sehr gut geeignet. Grundgetreide für die Nudelherstellung ist Weizen, aber auch andere Getreidesorten, wie beispielsweise Dinkel, werden für die Nudelproduktion verwendet. Wie bei der Wahl von Brot und Reis, sind auch beim Nudelkauf grundsätzlich Vollkornprodukte zu bevorzugen.

Kartoffeln

Die Kartoffel ist mit ca. 15 % Kohlenhydratgehalt und dem zwar geringen, aber hochwertigem Eiweißanteil von etwa 2 Prozent ein weiteres, sehr empfehlenswertes Lebensmittel für den Speiseplan des Hardgainers. Nennenswerte Mengen an Vitamin C (17 mg pro 100 g) und Kalium (411 mg pro 100 g) runden das Nährstoffpaket in der Kartoffel ab. Beim Verzehr von Kartoffeln empfiehlt es sich grundsätzlich, die Vitamin- und mineralstoffreiche Schale mit zu essen.

Ob festkochende Kartoffeln als Beilage zu Fisch-, Geflügel-, Fleisch- oder Eiergerichten oder mehlig kochende Kartoffeln als Grundlage für die Herstellung von Püree, Puffer oder Eintopfgerichten – die Verwendung der „tollen Knolle“ in der Küche ist Ihren persönlichen Geschmacksvorlieben vorbehalten. In jedem Fall versorgen Sie Ihren Körper durch Kartoffelgerichte mit hochwertigen, kraftspendenden und aufbauenden Nährstoffen.

Obst

Frisches Obst besteht mit 85 bis 90 Prozent zwar hauptsächlich aus Wasser und enthält daher in der Regel wenig Kalorien, ist für die Ernährung des Hardgainers aber dennoch ein absolutes Muss. Die im Obst enthaltenen, schnell verwertbaren kurzkettigen Kohlenhydrate in Form von Fruchtzucker (Fructose) liefern schnelle Energie, beispielsweise als gesunder Snack für zwischendurch oder vor und nach einer intensiven Trainingseinheit.

Der hohe Gehalt an Vitaminen (C und E), Mineralstoffen (Kalium und Magnesium), Ballast- sowie sekundären Pflanzenstoffen machen Obst zu einem echten Gesundheitsspender. Als bevorzugte Obstsorten für den Speiseplan des Hardgainers bieten sich Bananen, Weintrauben oder Avocados an, die aufgrund ihres hohen, fruchteigenen Zucker- bzw. Fettgehaltes (Avocado) außerdem sehr gute Kalorienlieferanten sind.

Ebenfalls sehr empfehlenswert für Hardgainer ist der Genuss von Trockenobst, wie beispielsweise Aprikosen, Ananas, Rosinen, Mangos etc. Getrocknetes Obst enthält nur sehr wenig Wasser, eine gute Portion konzentrierter Kohlenhydrate und einen entsprechend hohen Kaloriengehalt. Um den Verzehr von weißem Zucker niedrig zu halten, empfehlen sich ungezuckerte Trockenobstprodukte. Getrocknete Früchte eignen sich, ebenso wie Nüsse, als leicht zu transportierender, nährstoffreicher Snack. Auch Nüsse gehören zu den Obstsorten, genauer zum so genannten Schalenobst. Näheres hierzu ersehen Sie bitte unter der Beschreibung der Bedeutung von Nüssen für die Hardgainer-Ernährung.

Fruchtsaft

Fruchtsaft ist ein echter Energie- und Powerspender. Achten Sie beim Kauf von Fruchtsaft darauf, dass auch wirklich „Fruchtsaft" auf der Packung steht. Lassen Sie „Fruchtsaftgetränke" oder „Fruchtnektare" lieber im Regal stehen, denn bei diesen Produkten ist der Saft mit Wasser verdünnt und mit Zucker gesüßt. Das ist nicht nötig, da die fruchteigene Süße des Obstes nicht nur gesünder ist, sondern auch wesentlich aromatischer schmeckt, als mit Zucker versetzter Saft. Am besten ist natürlich frisch gepresster Fruchtsaft, aber auch die im Handel erhältlichen Säfte sind eine gute Wahl.

Ob als reiner Press-Saft zum Frühstück oder nach einer harten Trainingseinheit mit Wasser verdünnt – Fruchtsäfte bieten sich in idealer Weise dazu an, die Energiereserven des Körpers im Anschluss an die Nachtruhe oder nach Beendigung einer Trainingseinheit rasch wieder aufzufüllen.

Gemüse

Wie für Obst, spricht auch für den Gemüseverzehr nicht so sehr der Kaloriengehalt, sondern vielmehr der hohe Anteil an Vitaminen (C, Provitamin A, Carotin), Mineralstoffen (Kalium, Calcium), Ballast- und sekundären Pflanzenstoffen als wichtigstes Aufnahmekriterium von Gemüse auf den Speiseplan des Hardgainers. Das Trinken von Gemüsesaft ist zwar nicht so verbreitet wie das von Fruchtsaft, stellt aber eine sehr gute Möglichkeit dar, einen Großteil der in Gemüse enthaltenen, wertvollen Inhaltsstoffe in flüssiger Form zu genießen. Bei der Auswahl von Gemüsesaft sollte unbedingt „Saft" auf der Packung stehen. „Gemüsetrunk" muss lediglich vierzig Prozent Gemüseanteil aufweisen, der Rest kann Wasser sein.

Hülsenfrüchte

Hülsenfrüchte, wie beispielsweise Bohnen, Erbsen oder Linsen, sind wertvolle Lebensmittel in der Hardgainer Ernährung. Mit rund 65 Prozent langkettigen Kohlenhydraten, bis zu 30 Prozent hochwertigem Eiweiß, reichlich B-Vitaminen und Kalium sind Hülsenfrüchte eine sehr gute Wahl zur Bereicherung des Speiseplans. Der hohe Ballaststoffanteil der Hülsenfrüchte ist aus gesundheitlichen Aspekten sicherlich zu befürworten, stellt allerdings für manche Menschen aufgrund der schweren Verdaulichkeit ein Problem dar.

Honig

Honig ist als Süßungsmittel für die Ernährung des Hardgainers durchaus empfehlenswert. Das köstliche Aroma des Honigs entfaltet sich besonders gut in der Verwendung als Aufstrich von Haferflockenwaffeln, auf Vollkornbrot oder Reiswaffeln mit Quark oder als Zugabe in leckeren Weight-Gain Shakes. Honig besteht zu ca. 75 Prozent aus einem Zuckergemisch, das sich aus Traubenzucker (ca. 31 Prozent) und Fruchtzucker (ca. 38 Prozent) zusammensetzt.

Diese schnell verwertbaren Kohlenhydrate dienen als ausgezeichneter, rasch verfügbarer Energiespender. Im Honig enthaltene B-Vitamine und eine gute Menge an Kalium sind weitere Argumente, die für den Verzehr dieser süßen Leckerei sprechen.

Konfitüre

Neben Honig ist die Verwendung von Konfitüre eine sehr schmackhafte und nahrhafte Möglichkeit, den Speisen des Hardgainers einen süßen Touch zu verleihen. Ausgesprochen lecker ist beispielsweise die Zugabe von Konfitüre auf warme oder kalte Haferflockenpfannkuchen oder als Beigabe in Quarkspeisen. Konfitüre besteht aus mindestens 35 g Früchten pro 100 g. Wenn Sie es noch fruchtiger mögen, empfiehlt sich Konfitüre „extra" mit einem Mindestanteil von 45 g Früchten pro 100 g. Manche Konfitüren enthalten sogar bis zu 70 g Früchte auf 100 g und schmecken dadurch besonders fruchtig. Der Vergleich verschiedener Produkte bezüglich der Höhe des Fruchtanteils lohnt sich daher in jedem Fall.

Milchspeiseeis

Glückliche Hardgainer! Bietet sich für diesen Stoffwechseltyp als leckerer Snack, besonders nach einem harten Training, der Verzehr von Milchspeiseeis an. Auch als Zugabe in köstlich süße Weight-Gain Shakes eignet sich Milchspeiseeis sehr gut. 100 g Milchspeiseeis enthalten ca. 13 g Kohlenhydrate und jeweils gut 2 Gramm Eiweiß und Fett.

Fettlieferanten

Kaltgepresste Pflanzenöle

Kaltgepresste Pflanzenöle, wie beispielsweise Oliven-, Lein- oder Rapsöl bestehen zu 100 Prozent aus Fett. Aber was für Fett! Die in diesen Ölen enthaltenen ungesättigten Fettsäuren liefern nicht nur Kraft und Energie, sondern sind darüber hinaus auch wichtig für die Festigkeit der Zelle, für straffe Haut und die Gesundheit des Herz-Kreislaufsystems.

Dabei zeigt jedes Öl seine eigene, spezielle Fettsäurezusammensetzung. Während Oliven- und Rapsöl beispielsweise einen hohen Anteil an einfach ungesättigter Ölsäure aufweisen, ist Leinöl sehr reich an mehrfach ungesättigten Omega-3-Fettsäuren. Aufgrund des unterschiedlich hohen Anteils der verschiedenen Fettsäuren empfiehlt es sich, stets ein „Ölsortiment", bestehend aus den drei genannten Ölen, im Hause zu bevorraten.

Kaltgepresste Pflanzenöle eignen sich ausgezeichnet als Beigabe zum Salat oder zu gegrillten Fisch- oder Geflügelgerichten. *Tipp:* Geben Sie das Öl immer erst nach der Zubereitung der Gerichte über die Speisen. Hohe Temperaturen zeigen einen negativen Effekt auf die wertvollen, aber hitzeempfindlichen, gesunden Fettsäuren.

Nüsse

Wie im Abschnitt über Obst bereits kurz erwähnt, zählen Nüsse streng genommen zur Gruppe des Schalenobstes. Nüsse sind echte Kraft- und Powerpakete. Mit ca. 60 Prozent Fett auf 100 Gramm sind Nüsse sehr kalorienreich. Diese Kalorien sind allerdings alles andere als „leer", enthalten Nüsse doch einen hohen Anteil an ungesättigten Fettsäuren, eine gute Portion hochwertiges, pflanzliches Eiweiß (ca. 15 g Eiweiß/100g), Ballaststoffe, reichlich Vitamin B-Komplex und Vitamin E sowie die Mineralstoffe Kalium und Magnesium. Damit sind Nüsse ein für den Hardgainer sehr empfehlenswertes Lebensmittel, das als nährstoffreicher Snack für zwischendurch oder als Beigabe zu Müsli, Haferflockenwaffeln oder Pfannkuchen genossen werden kann.

Nussmus

Nussmus ist nicht nur schmackhaft, sondern bietet auch eine hervorragende Möglichkeit dafür, dem Körper schnell und in konzentrierter Form die in Nüssen enthaltenen, wertvollen Inhaltsstoffe zuzuführen. Egal ob Mandel-, Haselnuss- oder Erdnussmus, ob direkt aus dem Glas gelöffelt oder als schmackhafter Aufstrich auf Vollkornreiswaffeln, Vollkornbrot oder Haferflockenwaffeln – durch den Verzehr von Nussmus versorgen Sie Ihren Organismus stets mit „guten" Kalorien in Form von reichlich ungesättigten Fettsäuren, hochwertigem Eiweiß, Mineralstoffen und Vitaminen.

Sonnenblumenkerne

Sonnenblumenkerne enthalten ca. 50 Prozent Fett und 25 Prozent Eiweiß. Der mit knapp 600 kcal pro 100 g hohe Energiegehalt ist für den Hardgainer ein starkes Argument, das für den Verzehr von Sonnenblumenkernen spricht. Aber damit nicht genug. Gesunde, ungesättigte Fettsäuren, hochwertiges Pflanzeneiweiß sowie reichlich Vitamin B1, Eisen, Magnesium und Kalium machen Sonnenblumenkerne zu einem idealen, kraftspendenden und gesunden Snack für zwischendurch. Sehr lecker ist auch die Beigabe von gerösteten Sonnenblumenkernen zu Fleisch- und Fischgerichten oder in Suppen. Als wertvolle Beigabe für die Zubereitung von Haferflockenwaffeln beziehungsweise Haferflockenpfannkuchen und frischen Salaten sind Sonnenblumenkerne ein fester Bestandteil in der Hardgainer-Ernährung.

Butter

Butter wird aus Kuhmilch gewonnen. Für die Produktion eines Kilogramms frischer Butter sind 25 Kilogramm Milch nötig. Butter enthält mindestens 82 Prozent Milchfett und ist nicht nur sehr schmackhaft, sondern aufgrund der leichten Verdaulichkeit und der schonenden Herstellung eine durchaus empfehlenswerte Fettquelle für den Hardgainer. Butter liefert außerdem nennenswerte Mengen an den fettlöslichen Vitaminen A, E und D. Pur auf Vollkornbrot gestrichen oder als Fettbeigabe in der Pfanne, entfaltet Butter als naturbelassenes Fett ihr volles, typisches Aroma.

3. Die besten Nahrungsergänzungen für Hardgainer

Ich bin ein großer Befürworter des Einsatzes von Nahrungsergänzungen als ein Baustein zur Optimierung der Nährstoffzufuhr des intensiv trainierenden Bodybuilders.

Jeder Körpertyp und jede Trainingsphase stellt dabei andere Gewichtungen in der Zusammenstellung des passenden Nahrungsergänzungsprogramms. Es ist nachvollziehbar, dass ein Athlet, der sich in der Definitionsphase befindet und zum Ansatz von Körperfett neigt, andere Nahrungsergänzungsmittel zur Unterstützung seines Trainingserfolges einsetzen muss als der Hardgainer mit seinem sehr schnellen Stoffwechsel, der in erster Linie nach dem Aufbau von mehr Muskelmasse und Kraft strebt.

Die nachfolgend beschriebenen Nahrungsergänzungen stellen aus meiner Sicht die beste Auswahl für den Aufbau von massiven und kompakten Muskeln dar. Selbstverständlich werden nur Produkte empfohlen, die nicht auf der Liste der verbotenen Substanzen der GNBF e.V. (German Natural Bodybuilding and Fitness Federation) stehen. Weitere Infos hierzu ersehen Sie bitte auch unter www.gnbf.de

Weight Gainer

Die Stoffwechselgeschwindigkeit des Hardgainers ist so rasend schnell, dass Pulverkonzentrate auf Kohlenhydrat-Eiweiß-Basis, so genannte „Weight-Gainer“, eine ausgezeichnete Möglichkeit darstellen, dem Körper in hochwertiger, schnell zubereiteter Form eine gute Portion an kraftspendenden und aufbauenden Inhaltsstoffen zuzuführen. Besonders empfehlenswert ist beispielsweise das Qualitätsprodukt „Mega Gain TNG“ der Firma BMS. Dieser „Weight-Gainer“ besteht zu 70 % aus langkettigen, leicht verdaulichen Stärkemolekülen (Vitargo), 25 % Eiweiß in Form einer für den Muskelaufbau hocheffektiven Mischung aus Magermilchpulver, Molkenprotein, Milcheiweiß und Eiprotein und nur 2 % Fett.

Weight-Gain-Shakes bieten sich grundsätzlich sehr gut als Zwischenmahlzeit beziehungsweise als Mahlzeitenersatz an. Entsprechende Beispiele zur Zubereitung ersehen Sie bitte auch aus dem Rezeptteil in diesem Buch.

Meal Replacement Bars

Ebenfalls eine ausgezeichnete Möglichkeit für Hardgainer zur schnellen Aufnahme von hochwertigen Nährstoffen und einer guten Menge an Kalorien sind auf dem Markt erhältliche, spezielle Kohlenhydrat-Eiweiß-Riegel. Diese Riegel werden auch als „Meal-Replacement-Bars“ bezeichnet, was soviel wie Mahlzeitenersatz-Riegel bedeutet. Wenn es einmal schnell gehen soll mit der Nährstoffaufnahme und die Zeit und/oder die Lust fehlt, ein Essen zuzubereiten, dann sind diese Riegel durchaus eine gute Wahl.

Proteinpulver

Muskeln werden nur durch Eiweiß aufgebaut. Daher ist es wichtig, dass der Körper immer genügend Protein durch die Nahrung erhält, das für den Aufbau von Muskelmasse zur Verfügung steht.

Die Ernährung des Hardgainers ist grundsätzlich kohlenhydratreich. In der Folge kann das Eiweiß aus der Nahrung zu einem Großteil für den Aufbau von körpereigener Substanz, wie beispielsweise Muskulatur, verwendet werden. Proteinpulver, zum Beispiel die Produkte „Designer Protein TNG“, „Iso-Whey-Pro“ oder „Pro-80 Natural“ der Firma BMS, ermöglichen nicht nur die schnelle Eiweißaufnahme, sondern bieten darüber hinaus auch die Möglichkeit der zeitlichen Optimierung der Zufuhr unterschiedlicher Eiweißarten beziehungsweise Eiweißmischungen (Whey-Protein, Casein, Ei-Eiweiß). Damit können Proteinpulver dazu beitragen, beste Ergebnisse im Muskelaufbau zu erzielen. Näheres hierzu ersehen Sie bitte auch aus den beiden Kapiteln zur Optimierung der Nährstoffzufuhr in zeitlicher Nähe zum Training, also der Ernährung vor und im Anschluss an das Training.

Aminosäuren

Aminosäurenpräparate sind u. a. als Tabletten oder in flüssiger Form erhältlich. Besonders empfehlenswert sind sogenannte Proteinhydrolysate, also „freie Aminosäuren", die sehr schnell resorbiert werden und innerhalb von 30 bis 60 Minuten nach der Einnahme der Muskulatur als Baustoffe zur Verfügung stehen, wie beispielsweise im Produkt „Amino Pur flüssig" von BMS enthalten. Idealer Einnahmezeitpunkt für Aminosäurenpräparate ist der Moment direkt nach Beendigung einer Trainingseinheit, noch bevor es unter die Dusche geht. Dabei ist allerdings zu berücksichtigen, dass Aminosäurenpräparate kaum Kalorien enthalten. Daher sind solche Präparate trotz ihrer sehr hohen Wertigkeit für den Hardgainer im Vergleich zu einem Shake auf Grundlage von schnell resorbierbarem Whey-Protein und langsamer in das Blut übertretendem Casein nur zweite Wahl. Gleiches gilt für den Einnahmezeitpunkt direkt vor dem Schlafengehen.

Besondere Beachtung verdient die Aminosäure Glutamin. Glutamin ist mit über 60 Prozent diejenige Aminosäure mit dem mengenmäßig höchsten Anteil in der Muskelzelle. Als Bestandteil des Nahrungsergänzungsprogramms für den Hardgainer ist Glutamin daher durchaus empfehlenswert. Näheres hierzu ersehen Sie bitte aus dem Kapitel „Optimale Nährstoffzufuhr nach dem Training".

Creatin

Creatin ist so etwas wie der „Supertreibstoff der Muskelzelle". Insbesondere im Training für den Aufbau von Muskelmasse, bei dem überwiegend mit schweren Gewichten und mit sechs bis zehn Wiederholungen pro Satz gearbeitet wird, wirkt Creatin wie ein Initial-Zündstoff für kraftvolle, höchst intensive Muskelkontraktionen. Neben der erhöhten Kraftleistung resultiert die Creatineinnahme auch oftmals in einem gesteigerten „Pump-Effekt", sprich in extrem guter Durchblutung der trainierten Muskulatur. Darüber hinaus wirken die Muskeln unter Creatineinnahme voll und prall, da Creatin dazu beiträgt, vermehrt Wasser innerhalb der Muskelzellen einzulagern. Aufgrund dieser Ausführungen dürfte das Herz jedes Bodybuilders, der am Aufbau von kompakter Muskelmasse interessiert ist, höher schlagen.

Testosteronbooster

Testosteron gilt, auch aufgrund seiner stark muskelaufbauenden Wirkung, unbestritten als das „Männlichkeitshormon". Für den Aufbau von massiven und kompakten Muskeln ist es insbesondere für Natural Bodybuilder, die jegliche externe Zufuhr von Testosteron ablehnen, sehr wichtig, dass die körpereigene Testosteronproduktion optimiert ist. Damit dieses geschieht, sind schwere, kurze Trainingseinheiten, ausreichend Schlaf, gute Ernährung sowie ein geordnetes Berufs- und Privatleben tragende Säulen.

Darüber hinaus können auch spezielle Nahrungsergänzungspräparate auf Basis von Pflanzenextrakten, wie beispielsweise Tribulus Terrestis („Testalon 2" von BMS) oder der Maca-Wurzel, einen wertvollen Beitrag dafür leisten, den körpereigenen Testosteronspiegel auf natürliche, dopingfreie Weise zu optimieren.

Vitamine / Mineralstoffe

Last, but not least, sind Multi-Vitamin/Mineralstoffpräparate eine durchaus empfehlenswerte Nahrungsergänzung für den Hardgainer.

Zwar enthält die in diesem Buch beschriebene Ernährung grundsätzlich eine ausreichende Menge an täglich aufzunehmenden Vitaminen und Mineralstoffen. Zur Absicherung gegen eventuelle Mängel sind Vitamin- und Mineralstoffpräparate dennoch anzuraten.

4. Optimale Nährstoffzufuhr vor und während des Trainings

Ob Sie während einer Trainingseinheit über hohe Kraft verfügen, Ihre Muskeln eine starke Kontraktionsfähigkeit zeigen und Sie neue Bestleistungen bezüglich der verwendeten Gewichte und der Wiederholungen pro Satz erreichen oder bereits kämpfen müssen, damit Sie Ihre übliche Trainingsleistung realisieren, hängt in großem Maße von der Zusammensetzung Ihrer Ernährung und Ihres Mahlzeitentimings ab.

Für optimale Fortschritte im Muskelaufbau ist es daher sehr wichtig, dass Sie sich Gedanken darüber machen, wie Ihre Ernährung vor dem Training aussehen soll. Das nachfolgend beschriebene Zeitfenster der Ernährungsplanung vor dem Training umfasst einen Tag, also 24 Stunden.

Ernährung innerhalb von 23 Stunden vor dem Training

Im Zeitraum von 23 Stunden vor Beginn des Trainings ist es von großer Wichtigkeit, den Körper in regelmäßigen Abständen mit hochwertiger Nahrung zu versorgen. Das heißt, es müssen durch die verzehrten Lebensmittel die benötigten Brenn- und Baustoffe in möglichst optimalen Mengen aufgenommen werden. So stellen Sie sicher, dass Sie im Training mit vollem Einsatz zur Sache gehen können und gleichzeitig genügend Baumaterial für die intensiv geforderten Muskelzellen zur Verfügung steht. Alle 2 bis 3 Stunden sollte daher eine nährstoffreiche Mahlzeit beziehungsweise ein nährstoffreicher Snack auf Ihrem Speiseplan stehen.

Bevorzugte Energielieferanten für das Bodybuilding-Training sind die Kohlenhydrate. Kohlenhydrate kann der Körper während der spezifischen Belastung durch die Arbeit mit den Gewichten am besten als Energiequelle nutzen. Um höchstintensiv und mit schweren Gewichten trainieren zu können, ist es daher grundsätzlich wichtig, dass Sie sich innerhalb von 23 Stunden vor Trainingsbeginn kohlenhydratreich ernähren.

Für den Hardgainer stellt diesbezüglich die Empfehlung, 5 g bis 8 g Kohlenhydrate pro Kilogramm Körpergewicht am Tag zu verzehren, eine gute Richtlinie dar. Für einen 80 Kilogramm schweren Athleten entspräche das der Aufnahme von 400 g bis 640 g Kohlenhydrate am Tag. Mit einer derartigen Menge an verzehrten Kohlenhydraten ist der Körper sehr gut in der Lage dazu, in der Leber und den Muskeln Glykogen (Speicherform der Kohlenhydrate im Organismus) einzulagern. Gut gefüllte Glykogenspeicher sind wichtig für die volle Leistungsfähigkeit des Körpers während intensiver Trainingseinheiten. Glykogen dient der kurz- bis mittelfristigen Speicherung und Bereitstellung des Energieträgers Glucose im menschlichen Organismus. Während des Trainings wird Glykogen zu Glucose aufgespalten, dieser Prozess wird als Glykogenolyse bezeichnet. Durch die Glykogenolyse wird die Energieversorgung des Körpers effizient gesichert. Das in der Muskulatur gespeicherte Glykogen dient dabei ausschließlich der Deckung des Energiebedarfs durch die Muskelzellen. Die Menge an gespeichertem Glykogen in der Muskulatur beträgt bei kohlenhydratreicher Ernährung üblicherweise zwischen 200 g und 400 g. Trainierte Muskeln können allerdings annähernd doppelt soviel Glykogen speichern wie untrainierte. Zur Auffüllung der Glykogenspeicher innerhalb 23 Stunden vor Trainingsbeginn eignen sich insbesondere langkettige Kohlenhydratlieferanten, wie beispielsweise Haferflocken, Vollkornreis, Vollkornnudeln und Vollkornbrot.

Obwohl aufgrund des schnellen Stoffwechsels des Hardgainers gegen den gelegentlichen Verzehr von Kuchen, Schokolade oder Eiscreme sicherlich nichts einzuwenden ist, sollte der Verzehr derartiger Leckereien auf maximal dreimal pro Woche begrenzt werden. Zwar können die in derartigen Lebensmitteln enthaltenen kurzkettigen Kohlenhydrate ebenfalls dazu dienen, die Glykogenspeicher aufzufüllen, allerdings weisen beispielsweise Süßigkeiten und Weißmehlprodukte nur eine geringe Nährstoffdichte (siehe Kapitel „Die besten Lebensmittel für Hardgainer“) auf und sind daher nicht erste Wahl als Nährstofflieferanten auf dem Speiseplan des Bodybuilders.

Der Verzehr von kurzkettigen Kohlenhydraten bringt neben der geringen Nährstoffdichte noch eine weitere, als eher negativ zu bewertende Wirkung mit sich: Nach dem Konsum derartiger Lebensmittel schießt der Blutzuckerspiegel rasch in die Höhe, sinkt aber in kurzer Zeit auch sehr schnell wieder ab.

Durch diese kurzfristigen, heftigen Schwankungen des Blutzuckerspiegels fühlt man sich oftmals müde und schlapp, und das ist ein Zustand, den Sie am wenigsten gebrauchen können, nicht nur grundsätzlich, sondern insbesondere vor dem Training.

Die nach dem Verzehr von kurzkettigen Kohlenhydraten verstärkte Insulinsekretion durch die Bauchspeicheldrüse steht außerdem im Zusammenhang damit, den Fettansatz des Körpers zu begünstigen. Der Hardgainer hat mit dieser, für viele Bodybuilder aktuellen Problemstellung allerdings eher weniger zu kämpfen. Dennoch empfiehlt es sich aus den genannten Gründen, zum Auffüllen der Glykogenspeicher hauptsächlich langkettige, komplexe Kohlenhydratquellen für den Verzehr im Zeitraum innerhalb von 23 Stunden vor dem Training vorzusehen und die Aufnahme von kurzkettigen Kohlenhydraten auf den Zeitpunkt direkt nach dem Training zu begrenzen (siehe Kapitel „Optimale Nährstoffzufuhr nach dem Training") Sind Ihre Glykogenspeicher vor Beginn des Trainings bis zum Bersten gefüllt, haben Sie einen entscheidenden Schritt dafür getan, dass Sie volle Leistung im Training abrufen können und einen Super-Pump in der belasteten Muskulatur verspüren werden!

Die ausreichende Aufnahme von hochwertigem Eiweiß und gesunden Fetten spielt ebenfalls eine wichtige Rolle in der Vorbereitung auf das Training. Muskeln können nur durch Eiweiß aufgebaut werden. Der Hardgainer sollte aus meiner Sicht zwischen 2,5 g und 3,5 g Protein pro Kilogramm Körpergewicht am Tag verzehren. Um bei unserem Beispiel des 80 kg schweren Athleten zu bleiben, hieße das eine tägliche Eiweißaufnahme von 200 g bis 280 g Eiweiß am Tag. Diese Zufuhrempfehlung an Protein übertrifft zwar die üblichen Ratschläge zur Menge der täglichen Eiweißaufnahme, aber der Hardgainer benötigt einfach eine hohe Menge an Baustoffen, damit er seine schmale Statur mit Muskelmasse auffüllen kann.

Fette sind für den Energiehaushalt des Hardgainers nicht erste Wahl, sind doch Kohlenhydrate der Muskeltreibstoff Nummer 1. Dennoch spielt Fett, nicht nur aufgrund der lebensnotwendigen Funktionen einiger Fettsäuren, eine bedeutende Rolle in der Ernährung des Hardgainers.

Fett ist nämlich mit mehr als doppelt so vielen Kalorien pro Gramm im Vergleich zu Kohlenhydraten und Eiweiß auch in dieser Hinsicht ein für den Hardgainer interessanter Nährstoff. Aus gesundheitlichen Aspekten sind Nüsse, Nussmus, kaltgepresste Pflanzenöle, wie beispielsweise Oliven- und Leinöl, Sonnenblumenkerne und Lachs besonders empfehlenswerte Fettquellen. Bezüglich der Höhe des täglichen Fettverzehrs für den Hardgainer gilt meines Erachtens eine Menge von 100 g bis 150 g Fett als empfehlenswerte Richtlinie.

Ernährung innerhalb von 60 bis 90 Minuten vor dem Training

Gehen wir davon aus, dass Sie sich innerhalb der 23 Stunden vor dem Training kohlenhydratreich ernährt haben, Ihre Glykogenspeicher so prall gefüllt sind und die Muskulatur mit ausreichend Eiweiß versorgt ist. Im Prinzip könnte das Training nun beginnen.

Ein kleiner Snack, der ca. 60 Minuten vor Beginn der Trainingseinheit verzehrt wird, trägt zusätzlich sehr effektiv dazu bei, dass Sie volle Leistung im Training bringen und insbesondere die Versorgung Ihrer Muskulatur mit Protein optimal gesichert ist. Aus diesem Grunde ist es sehr empfehlenswert, dass Sie innerhalb von rund einer Stunde vor Trainingsbeginn noch einmal

Protein und Kohlenhydrate in leicht verdaulicher Form zu sich nehmen. Als Proteinquelle eignet sich hierbei vorzugsweise Casein. Die Aminosäuren (Eiweißbausteine) dieses Milcheiweißes befinden sich ca. 60 Minuten nach dem Verzehr im Blut und versorgen Ihre Muskeln über mehrere Stunden mit Baustoffen. So können Sie sicher sein, dass sich während der Trainingseinheit immer genügend Aminosäuren im Blutstrom befinden, die Ihrer Muskulatur zur Verfügung stehen. Ein, wie ich finde, sehr gutes Gefühl, denn schließlich sollen durch das harte Training ja Muskeln aufgebaut werden und Ihre Muskelfasern keinen Mangel an diesem muskelbildenden Nährstoff leiden. Hochwertige und preiswerte Quelle für die Aufnahme von Casein ist Quark oder Hüttenkäse. Verrühren Sie 250 g Quark mit Wasser und geben Sie eine Banane und/oder Trockenfrüchte hinzu. Die in Früchten enthaltenen kurzkettigen Kohlenhydrate (Fruchtzucker) liefern schnell Energie, werden bis zu einer gewissen Menge Insulin unabhängig verstoffwechselt und sind damit das „I-Tüpfelchen" bezüglich der optimierten Energieversorgung vor dem Training. Probieren Sie es auch einmal damit, einen oder zwei Esslöffel Leinöl in den Fruchtquark einzurühren. Aus meiner Erfahrung geben die Kalorien aus dem Leinöl dem Körper noch einen extra Energieschub und belasten den Magen nicht.

Eine andere, sehr empfehlenswerte Möglichkeit für den Snack ca. 60 Minuten vor dem Training wäre der Verzehr von 3 bis 4 Vollkornreiswaffeln mit Quark bestrichen, zuzüglich je ein Teelöffel Konfitüre oder Honig pro Reiswaffel.

Tipp: Aufgrund der im Vorfeld beschriebenen, ausgelösten starken Schwankungen des Blutzuckerspiegels durch den Verzehr von schnell resorbierbaren Kohlenhydraten kurz vor dem Training, sollte die Aufnahme von speziellen Traubenzucker (Dextrose)-Konzentraten vor dem Training unbedingt gemieden werden – auch wenn uns die Werbung etwas anderes vermitteln möchte. Bleiben Sie bezüglich der Zusammenstellung Ihres Vor-dem-Training-Snacks lieber auf der sicheren Seite und essen Sie Quark mit Früchten und Leinöl oder Reiswaffeln mit Quark und Konfitüre oder Honig bestrichen.

Neben den Empfehlungen zur mengenmäßigen und zeitlichen Aufnahme von Kohlenhydraten, Protein und Fett ist es für die Entfaltung der vollen Leistungsfähigkeit des Organismus im Training ebenfalls sehr wichtig, dass Sie nicht mit einem Flüssigkeitsdefizit ins Training gehen. Durch Flüssigkeitsmangel verdickt sich das Blut. Leistungseinbußen sind die Folge, Nährstoffe werden nicht mehr optimal zu den Zellen transportiert. Trinken Sie daher in jedem Fall genügend Flüssigkeit, am besten Wasser oder Fruchtsaftschorlen, bevor Sie mit dem ersten Satz einer Trainingseinheit beginnen.

Mit der beschriebenen Ernährungsstrategie innerhalb 23 Stunden sowie etwa einer Stunde vor dem Besuch im Studio, sind Sie optimal mit Nährstoffen versorgt. Damit stehen die Chancen gut, dass Sie in der folgenden Trainingseinheit mit höchster Intensität an den Gewichten arbeiten können und Ihre Muskeln dadurch optimierte Wachstumsreize erhalten.

Ernährung während des Trainings

Auch die Nährstoffzufuhr während des Trainings kann einen Beitrag dafür leisten, dass Sie im Studio mit voller Leistungsfähigkeit trainieren können. Während des Trainings steht insbesondere die Regulation des Flüssigkeitshaushaltes im Vordergrund. Eine wirklich intensive Trainingseinheit kann bis zu 2 Liter Schweißverlust kosten, besonders bei warmen Außentemperaturen ist der Flüssigkeitsverlust während des Trainings sehr hoch.

Für den Ausgleich der Flüssigkeitsbilanz sind solche Getränke zu bevorzugen, die schnell vom Darm verarbeitet und vom Blut aufgenommen werden. Hierfür ist Wasser besonders empfehlenswert, aber auch Fruchtsaftschorlen, beispielsweise Wasser mit Apfelsaft gemischt, sind eine gute Wahl. Die im Fruchtsaft enthaltenen kurzkettigen Kohlenhydrate gehen rasch ins Blut über, tragen zur schnellen Energieversorgung des Organismus bei und schonen die Muskelglykogenspeicher. Darüber hinaus zeigen die im Saft vorkommenden Fruchtsäuren einen erfrischenden, belebenden Effekt. Das Mischungsverhältnis für Fruchtsaftschorlen, die während des Trainings getrunken werden, sollte bei einem Teil Fruchtsaft zu drei Teilen Wasser liegen. Das Trinken von reinem Fruchtsaft oder stark zuckerhaltigen Flüssigkeiten, wie beispielsweise Malzbier oder Cola-Getränken, ist während des Trainings nicht empfehlenswert. Der hohe Zuckergehalt dieser Getränke führt dazu, dass diese im Dünndarm zunächst mit Wasser aus dem Blutplasma verdünnt werden müssen, bevor sie in das Blut übertreten, in der Folge ist die Flüssigkeitsaufnahme verzögert.

Ich persönlich habe auch gute Erfahrungen damit gemacht, während des Trainings schwarzen Kaffee zu trinken. Zum einen wird durch das im Kaffee enthaltene Coffein die Kontraktionsbereitschaft der Muskulatur erhöht. Das hebt die Wahrscheinlichkeit dafür, dass Sie bei den einzelnen Übungen mit mehr Gewicht für die angestrebte Wiederholungszahl pro Satz trainieren können oder mit dem gleichem Gewicht auf der Hantel mehr Wiederholungen in einem Satz schaffen. Ich spüre nach dem Trinken von schwarzem Kaffee jedenfalls immer etwas mehr Dampf in meinen Muskeln. Neuere Studien zeigen auch, dass Koffein das Schmerzempfinden während des Trainings reduziert. Dieser Effekt kann bei Trainingseinheiten, die bis an die körperliche Belastungsgrenze gehen, wirklich von Vorteil sein. Versuchen Sie es auch einmal damit, schluckweise Kaffee zwischen den schweren Sätzen zu trinken, aber vernachlässigen Sie darüber hinaus nicht die Wasseraufnahme während der Trainingseinheit. Grundsätzlich empfiehlt es sich, während des Trainings insgesamt zwischen 1,5 und 2,0 Liter Wasser und/oder Fruchtsaftschorlen zu trinken.

5. Optimale Nährstoffzufuhr nach dem Training

Die Art und Weise, wie Sie sich im Anschluss an eine Trainingseinheit ernähren, ist von großer Bedeutung dafür, dass Sie sich nach der Belastung schnell erholen und die im Training gesetzten Reize auch tatsächlich zu Muskelwachstum, sprich zur Verdickung der Muskelfasern (Hypertrophie) führen.

Ebenso wie im vorherigen Kapitel über die Ernährung vor dem Training sind auch für die Ernährung nach dem Training zwei wesentliche Zeitfenster zu berücksichtigen. Das eine dieser Zeitfenster beinhaltet den Augenblick direkt nach dem Training, das andere bezieht sich auf die Mahlzeit, welche innerhalb von 45 bis 60 Minuten nach Beendigung des Trainings verzehrt wird. Zwischen beiden Zeitfenstern bestehen einige Unterschiede bezüglich der empfehlenswerten Nährstoffrelation, sprich des mengenmäßigen Verzehrs von Kohlenhydraten, Protein und Fett sowie in der Art der Lebensmittelauswahl. Diese Unterschiede sollen, unter Berücksichtigung der besonderen Stoffwechselsituation und Zielsetzung des Hardgainers, nachfolgend näher beschrieben werden:

Ernährung direkt nach dem Training

Das Training ist beendet. Sie haben in den letzten ca. 60 Minuten alles gegeben, zu was Sie in der Lage waren. Während der Übungsausführung verfügten Sie über große Körperkraft. Sie waren in der Lage, innerhalb der wirklich schweren Sätze neue Bestleistungen zu erreichen und erzielten einen Super-Pump in der trainierten Muskulatur.

Als ambitionierter Bodybuilder sind Sie bereit dazu, den sich durch die extreme Belastung einstellenden Muskelschmerz zu ertragen. Sie wissen, dass kontinuierliche Fortschritte im Muskelaufbau nur dann zu erreichen sind, wenn Sie in jedem Training danach streben, Ihre Muskelfasern mit ständig intensiveren Trainingsreizen neuen, höheren Wachstumsreizen auszusetzen.

Sie rufen sich die alte, aber immer noch gültige Bodybuilding-Weisheit „No pain – no gain“ ins Gedächtnis und wissen um deren Bedeutung für das Erzielen optimaler Ergebnisse im Muskelaufbau.

Als Hardgainer, der danach strebt, kompakte Muskelmasse aufzubauen, scheuen Sie nicht die Anstrengung und den Schmerz, der sich während des Trainings von hochintensiven Sätzen bemerkbar macht und sich scheinbar auf den ganzen Körper ausweitet. Im Gegenteil, das phantastische Gefühl von Kraft und Energie, welches Sie zu neuen Bestleistungen trieb, ließ den Schmerz nahezu vergessen. Die spürbare extreme Durchblutung innerhalb der trainierten Muskelgruppe löste beinahe so etwas wie Euphorie in Ihnen aus und trieb Sie quasi wie im Rausch durch diese Trainingseinheit. Was für ein Pump! Sie wünschten sich, dass Sie sich immer so fühlen würden und es Arnold Schwarzenegger gleich tun könnten, der in dem filmischen Meisterwerk „Pumping Iron“ davon redet, wie großartig es sich doch anfühlt, den ganzen Tag über mit aufgepumpten, sprich stark durchbluteten Muskeln herumzulaufen.

Nun ist die Arbeit getan und das Training beendet. Im wohligen Gefühl der Entspannung direkt nach dem Training können Sie es kaum erwarten, in einigen Tagen dieselbe Muskelgruppe erneut mit aller Kraft zu trainieren. Natürlich sind Sie sich darüber bewusst, dass Muskeln nur in der Ruhephase nach dem Training wachsen (siehe auch Kapitel „Die optimale Trainingshäufigkeit für Hardgainer“). Genauso sind Sie sich darüber im Klaren, dass die richtige, das heißt, an die besondere Stoffwechselsituation und Zielsetzung des Hardgainers zugeschnittene Ernährung nach dem Training, eine wesentliche Rolle für schnellstmögliche Regeneration und Muskelaufbau spielt.

Die Ernährung direkt nach dem Training dient in erster Linie dazu, den durch die Belastung verursachten Substanzabbau auszugleichen. Durch die gezielte, bedarfsangepasste Nährstoffaufnahme machen Sie den ersten Schritt dafür, dass Sie in der nächsten Trainingseinheit erneut mit aller Kraft ans Eisen gehen können. Die optimale Versorgung Ihres Organismus mit Nährstoffen trägt entscheidend dazu bei, das sogenannte „anabole Fenster" nach dem Training bestmöglich für die Regeneration der Energiereserven und den Aufbau von Muskelsubstanz zu nutzen. Häufig ist es so, dass die meisten Athleten direkt nach dem Training kein großes Hungergefühl verspüren. Um dennoch diesen so wichtigen Zeitpunkt für die Nährstoffzufuhr nach dem Training nicht ungenutzt verstreichen zu lassen, bietet sich der Verzehr eines Shakes an, der Ihrem Organismus genau die nach dem Training benötigten Nährstoffe in schnell verwertbarer Form zuführt.

Inhaltsstoffe dieses Shakes sind ein Wasser-Fruchtsaft-Gemisch, Whey-Protein, Casein, Creatin, Glutamin und Frischobst, wahlweise Trockenobst. Betrachten wir die einzelnen Bestandteile dieses Nach-Dem-Training-Shakes (engl. „Post-Workout-Shake") einmal genauer:

Wasser-Fruchtsaft-Gemisch

Ideales Mischungsverhältnis des Wasser-Fruchtsaft-Gemisches nach dem Training ist ein Teil Wasser auf einem Teil Fruchtsaft. Reiner Fruchtsaft zählt zu den als hyperton bezeichneten Getränken. Neben unverdünnten Säften sind auch gezuckerte Cola-, Malzbier und Energie-Drinks sogenannte hypertone Getränke. Die hohe Zuckerkonzentration dieser Flüssigkeiten resultiert in einer langsamen Resorption im Verdauungstrakt, denn diese Getränke müssen erst noch mit Wasser aus dem Blutplasma verdünnt werden, ehe sie dem Organismus als effektiver Flüssigkeitsersatz nach dem Training zur Verfügung stehen. Durch die Mischung von Fruchtsaft und Wasser in einem Mengenverhältnis von 1 zu 1 wird die Resorptionsgeschwindigkeit dieser Getränke beschleunigt.

Die in Fruchtsäften enthalten Mineralstoffe (z. B. Kalium) und Vitamine (z. B. Vitamin C) sind wichtig für die Muskelfunktion und den Stoffwechsel. Der beispielsweise in rotem Trauben- oder Apfelsaft enthaltene hohe Anteil an kurzkettigen Kohlenhydraten dient zur raschen Auffüllung der Glykogenspeicher nach dem Training. Das Trinken des Fruchtsaft-Wasser Gemisches führt außerdem zu einer erhöhten Insulinsekretion. Insulin als anaboles Hormon beschleunigt die Aufnahme von Glukose und Aminosäuren in die Zellen. Stichwort Aminosäuren: Die Zufuhr von Eiweiß nach dem Training ist ebenso wichtig wie die Aufnahme von kurzkettigen, schnell resorbierbaren Kohlenhydraten. Nur durch die ausreichende Versorgung mit Protein werden der Muskulatur die nach der Belastung so dringend benötigten Baustoffe zur Verfügung gestellt, die der Körper nach Beendigung einer Trainingseinheit zum einen als Reparatursubstanz für die durch das Training hervorgerufenen kleinen Risse (Mikrotraumen) innerhalb der Muskelzellen, zum anderen für den Aufbau von neuer Muskelsubstanz nutzt.

Besonders empfehlenswert zur Deckung des Eiweißbedarfs direkt nach dem Training ist Whey-Protein (Molkenprotein), aber auch Milchprotein (Casein) dokumentiert sehr gute, den Muskelaufbau unterstützende Wirkungen.

Whey-Protein und Casein

Whey-Protein zeigt mit einer biologischen Wertigkeit von 104 die höchste aller Einzelproteine. Der hohe Anteil an den Aminosäuren Leucin, Isoleucin und Valin, besser bekannt als BCAA`S (Branched Chained Amino Acids), ist ebenso ein weiteres Argument für den Verzehr von Whey–Protein direkt nach dem Training wie dessen schnelle Resorptionsgeschwindigkeit. BCAA`S müssen mit der Nahrung aufgenommen werden, da der Körper diese nicht selber herstellen kann und zeigen einen ausgeprägten anti-katabolen Effekt. Bereits 30 bis 45 Minuten nach der Einnahme lassen sich die Aminosäuren des Molkenproteins im Blutkreislauf nachweisen. Damit erhalten Ihre Muskeln bereits den ersten so dringend benötigten Eiweißschub nach dem Training, der sehr schnell für Reparatur- und Aufbauzwecke zur Verfügung steht.

Neuere Studien haben ergeben, dass die Zugabe von Milchprotein (Casein) zum Whey-Protein den anabolen Effekt des „Nach-Dem-Training-Shakes“ sogar noch erhöht. Diesbezügliche Mengenempfehlungen in der Literatur liegen bei 10 g bis 20 g Casein und 20 g bis 30 g Whey-Protein, wobei für schwere Athleten sicherlich höhere Mengenzufuhrempfehlungen ausgesprochen werden können. Verrühren Sie einen oder zwei Meßlöffel „Iso-Whey-Pro“ Pulver (25 g bis 50 g) zusammen mit einem oder zwei Esslöffeln „Pro 80 Natural“ Pulver (10 g bis 20 g) der Firma BMS in das Wasser-Fruchtsaft Gemisch. So gewährleisten Sie direkt nach dem Training die sowohl qualitativ, als auch mengenmäßige optimierte Zufuhr an Protein für die durch die vorangegangene Belastung stark strapazierten Muskelfasern.

Creatin-Monohydrat

Geben Sie einen oder zwei Teelöffel (5 g bis 10 g) reines Creatin-Monohydrat von BMS in den Whey-Protein-Casein-Shake. Das dient der schnellen Regeneration des ATP`s (Adenosintriphosphat). Aufgrund der grundlegenden Bedeutung dieses Moleküls für die Muskelkontraktion wird in der Biochemie im Zusammenhang mit ATP auch von der „Energie des Lebens“ gesprochen. Die Aufnahme von Creatin direkt nach dem Training ist somit ein wichtiger Baustein dafür, dass Sie in der nächsten Trainingseinheit erneut mit höchster Intensität und hohem Kraftniveau ans Werk gehen können.

Glutamin

Glutamin ist mit über 60 Prozent diejenige Aminosäure mit dem höchsten Anteil in der Muskelzelle. Glutamin fördert die Wassereinlagerung innerhalb der Zellen, daraus resultiert die Vergrößerung des Zellvolumens. Diese Veränderung des Zellvolumens bedeutet für den Körper ein anaboles Signal und bewirkt sowohl eine erhöhte Protein- als auch Glykogeneinlagerung in den

Muskelzellen. 2 gestrichene Meßlöffel (ca. 24 g) „Glutamin Plus“ Pulver von BMS als weitere Zugabe in den Nach-Dem-Training-Shake, ist ein weiterer Baustein dafür, den durch das schwere Training erhöhten Glutaminbedarf des Körpers zu decken. Darüber hinaus wird durch die dem Produkt zugesetzte Transportsystem Matrix, bestehend aus Lysophosphatidylcholin, Dextrose und Maltodextrin, die Aufnahme von Glutamin in die Muskelzellen optimiert und die Auffüllung der Muskelglykogenspeicher direkt nach dem Training effektiv unterstützt.

Frischobst oder Trockenobst

Frisch- oder Trockenobst ist eine weitere, sehr empfehlenswerte Zugabe für den Shake direkt nach dem Training. Als hervorragende Quelle für schnell resorbierbare Kohlenhydrate sowie aufgrund des hohen Kaliumanteils eignet sich beispielsweise eine süße, reife Banane oder eine Handvoll getrockneter Datteln hervorragend dafür, die Auffüllung der Glykogenspeicher direkt nach dem Training zu beschleunigen und zeigt außerdem positive Wirkungen für den Muskelstoffwechsel. Geben Sie die Banane oder das Trockenobst mit in den Mixer, oder essen Sie die Früchte einfach direkt aus der Hand.

In einer älteren Ausgabe eines Muskel-Magazins habe ich gelesen, dass zahlreiche Bodybuilder der 60er und 70er Jahre für den Masseaufbau nach dem Training häufig Milch tranken und dazu Bananen und Datteln verzehrten. Obwohl die Erkenntnisse der Ernährungswissenschaft sich im Lauf der Zeit natürlich weiterentwickelt haben und die Verfügbarkeit von damals unbekannten, heute als selbstverständlich angesehen Nahrungsergänzungspräparaten für den Bodybuilder, wie beispielsweise Creatin, nicht vorhanden war, lagen die Athleten aus dieser Zeit mit ihren Ernährungsgewohnheiten nach dem Training also gar nicht so falsch.

Bezüglich der Nährstoffaufnahme direkt nach dem Training kommt es also in erster Linie darauf an, Flüssigkeit zu ersetzen und schnell verfügbares Protein sowie rasch resorbierbare Kohlenhydrate zu verzehren. Das kann beispielsweise durch den beschriebenen Shake aus Wasser und Fruchtsaft, Whey-Protein, Casein, Creatin, Glutamin und Früchten geschehen.

Grundsätzlich eignen sich zur Auffüllung der Glykogenspeicher unmittelbar nach dem Training solche Kohlenhydratquellen am besten, die einen hohen glykämischen Index haben, damit schnell in das Blut übertreten und neben dem effizienten Ersatz verbrauchter Energie auch die gewünschte erhöhte Insulinsekretion zu diesem Zeitpunkt bewirken.

Für den Hardgainer empfiehlt sich daher für den Snack direkt nach dem Training auch durchaus 2 oder 3 Scheiben Weißbrot, die mit Konfitüre bestrichen werden. Dazu eine oder zwei Ampullen flüssige Aminosäuren, beispielsweise „Amino Pur Flüssig" oder 25 g bis 50 g Whey-Protein in Wasser gelöst und das anabole Fenster direkt nach dem Training wird ebenfalls sehr gut genutzt. Wie im Kapitel über die besten Lebensmittel für den Hardgainer beschrieben, sollte der Verzehr von „leeren" Kalorien, wie sie auch in Weißbrot enthalten sind, in der Regel aber auf den Zeitpunkt direkt nach dem Training begrenzt werden.

Ernährung innerhalb von 60 bis 90 Minuten nach dem Training

Ebenso wichtig für die Erholung und den Muskelaufbau wie die bedarfsgerechte Nährstoffzufuhr direkt nach dem Training, ist die erste eigentliche Hauptmahlzeit, deren Verzehr innerhalb von 60 bis 90 Minuten im Anschluss an den Shake oder Snack nach dem Training folgen sollte.

Das bereits mehrfach erwähnte „anabole Fenster" ist zu diesem Zeitpunkt immer noch weit geöffnet und bietet einen idealen Zeitrahmen für die Aufnahme und Resorption hochwertiger Nährstoffe, die dem Energieersatz und dem Muskelaufbau dienen. Grundsätzlich sollte diese Mahlzeit reich an Kalorien sein und sich aus allen drei Hauptnährstoffen, also aus Kohlenhydraten, Eiweiß und Fett zusammensetzen.

Während Bodybuilder mit einem langsamen Stoffwechsel ein genaues Auge auf die Höhe der Kalorien und die Menge an verzehrten Kohlenhydraten, besonders nach dem abendlichen Training, legen müssen um übermäßigen Körperfettansatz zu vermeiden, gelten derartige Beschränkungen für den Hardgainer nicht. Er kann und sollte zu jeder Tageszeit mengenmäßig ordentlich zulangen und es sich so richtig schmecken lassen.

Dabei zeigt die auf den Trainingszeitpunkt am Tage abgestimmte, optimierte Nährstoffzufuhr sehr positive Wirkungen dafür, bestmögliche Ergebnisse im Muskelaufbau zu erzielen und höchste Leistungsfähigkeit des Organismus zu gewährleisten. Zur besseren praktischen Veranschaulichung hierzu dienen die beispielhaften Tagespläne zur Ernährung für den Hardgainer in Abstimmung auf die Tageszeit des Trainings auf den Seiten 88 bis 97.

6. Die besten Rezepte für Hardgainer

Die Mengenangaben der auf den Seiten 48 bis 87 gezeigten Rezepte beziehen sich auf eine Mahlzeit für eine Person. Neben dem hohen Kalorien- und Nährwertgehalt ist die einfache Zubereitung der Rezepte ein wichtiges Kriterium für deren „Praxistauglichkeit“ in der Ernährung des Hardgainers.

FRÜHSTÜCK

Süße Haferflockenwaffeln

Zutaten:
8 EL feine Haferflocken
3 Eigelb
6 Eiweiß
2 EL Sonnenblumenkerne
3 EL Sultaninen
2 EL Mandeln
1 TL Butter
3 TL Konfitüre

Nährwert:
Kcal: 1.130
KH: 98 g
E: 46 g
F: 60 g

Besonders reich an:
Kalium, Magnesium, Vitamin B1

Zubereitung:

Haferflocken mit Eigelb und Eiweiß mit einer Gabel in einer Schale vermischen. Sonnenblumenkerne, Mandeln und Sultaninen hinzugeben. Den Teig gut durchrühren. Die Butter auf dem erhitzen Waffeleisen schmelzen lassen. Den Teig portionsweise auf das Waffeleisen geben. Jede Waffel ca. 5 Minuten backen. Auf jede Waffel einen Teelöffel Fruchtkonfitüre streichen.

Tipps:

- Statt die Zutaten mit einer Gabel zu vermischen, können diese auch in einem Mixer verquirlt werden.
- Statt Konfitüre kann auch Honig, Zuckerrübensirup, Pflaumenmus oder Apfelkraut zum Süßen verwendet werden.
- Falls es morgens zeitlich zu eng wird, können die Waffeln auch bereits am Vorabend zubereitet werden.
- Die Waffeln eignen sich auch hervorragend zur Mitnahme, zum Beispiel zur Arbeit oder für unterwegs, als leckere, gesunde und nahrhafte Mahlzeit.

Kerniger Haferflocken-Bananenpfannkuchen

Zutaten
8 EL feine Haferflocken
4 Eigelb
6 Eiweiß
2 Bananen
2 EL Sonnenblumenkerne
1 EL Butter

Nährwert:
Kcal: 1.071
KH: 94 g
E: 48 g
F: 55 g

Besonders reich an:
Kalium, Magnesium, Eisen, Vitamin B1,B2,B6, Kupfer

Zubereitung:

Haferflocken, Eigelb und Eiweiß mit einer Gabel in einer Schale verrühren. Die beiden Bananen auf einem extra Teller oder Brett mit einer Gabel zerdrücken. Bananenmus und Sonnenblumenkerne in die Schale geben und alles gut durchrühren. Die Butter in einer erhitzen Pfanne zum Schmelzen bringen und den Teig hinzugeben. Wahlweise kleinere Pfannkuchen oder einen großen Pfannkuchen zubereiten. Jede Seite jeweils 5 bis 10 Minuten bei schwacher bis mittlerer Hitze durchbacken.

Tipps:

- Statt mit einer Gabel vermischt, können die Zutaten auch mit einem Mixer verquirlt werden.
- Der Pfannkuchen kann bereits am Vorabend zubereitet werden und eignet sich hervorragend als nahrhafte, leckere und gesunde Mahlzeit für unterwegs, zum Beispiel für Arbeitspausen.
- Wer es noch etwas süßer mag, kann den Pfannkuchen noch mit Konfitüre, Honig, Zuckerrübensirup, Pflaumenmus oder Apfelkraut bestreichen.

Fruchtiges Dreikornmüsli mit Yoghurt

Zutaten:
3 EL kernige Haferflocken
3 EL Roggenflocken
3 EL Hirseflocken
1 Banane
1 Apfel
2 EL Sonnenblumenkerne
2 EL flüssiger Honig
2 Becher Joghurt 3,5% Fett

Nährwert:
Kcal: 928
KH: 137 g
E: 27 g
F: 28 g

Besonders reich an:
Kalium, Magnesium, Vitamin B1,B2,B6,Kupfer, Kieselsäure

Zubereitung:
Haferflocken, Roggenflocken und Hirseflocken in eine Schale geben und durchrühren. Banane und Apfel in kleine Stücke schneiden und zusammen mit den Sonnenblumenkernen unter das Getreide heben. Den Honig dazugeben und einrühren. Joghurt auf das Gemisch geben und alles gut durchmengen.

Tipp:
- Alternativ zu Joghurt kann auch Buttermilch oder Kefir zum Verrühren verwendet werden.

„Schnelles“ Früchtemüsli mit Quark

Zutaten:
8 EL Früchtemüsli ohne Zuckerzusatz
250 g Quark, 40 % Fett

Nährwert:
Kcal: 763
KH: 80 g
E: 34 g
F: 32 g

Zubereitung:
Früchtemüsli-Fertigmischung in eine Schale geben. Den Quark in einer Schüssel mit etwas kohlensäurefreiem Mineralwasser verrühren und unter das Müsli heben.

Tipp:
- Ein besonders schnell zubereitetes Frühstück für Tage, an denen nicht viel Zeit ist.

Buttermilch-Hafermüsli mit Trockenfrüchten und Rosinen

Zutaten:
8 EL feine Haferflocken
2 EL Rosinen
6 St. Getrocknete Aprikosen
2 EL gehobelte Mandeln
2 EL Cashewkerne
250 ml Buttermilch

Nährwert:
Kcal: 1.200
KH: 176 g
E: 37 g
F: 36 g

Zubereitung:
Haferflocken, Rosinen, gehobelte Mandeln und Cashewkerne in eine Schale geben. Die getrockneten Aprikosen in kleine Stücke schneiden und in den Mix geben. Die Buttermilch hinzugeben und unterrühren

Tipp:
- Statt Buttermilch kann auch Joghurt oder Kefir zum Verrühren verwendet werden.

Süßer Quark auf Vollkornbrot

Zutaten:
4 Scheiben Roggenvollkornbrot
250 g Quark, 40 % Fett
2 EL Erdbeerkonfitüre
2 EL Honig

Nährwert:
Kcal: 817
KH: 105 g
E: 35 g
F: 27 g

Besonders reich an:
Kupfer

Zubereitung:
Quark wahlweise mit etwas kohlensäurefreiem Wasser in einer Schale verrühren und auf die Vollkornbrot-Scheiben streichen. Je einen Esslöffel Konfitüre oder Honig auf jede Brot-Quarkscheibe streichen.

Tipps:
- Ein sehr schnell zubereitetes, nahrhaftes und leckeres Frühstück für den Hardgainer, das auch als Snack für zwischendurch sehr gut geeignet ist.
- Wem es noch nicht süß genug ist, der kann den Quark noch mit Vanillezucker anreichern.

Rührei mit Schinken und Käse auf Vollkornbrot

Zutaten:
6 Eiweiß
2 Eigelb
2 TL Butter
2 Scheiben Gouda
2 Scheiben Kochschinken
1 Zwiebel
1 EL Schnittlauch
3 Scheiben Roggenvollkornbrot
1 Glas Orangensaft (200 ml)

Nährwert:
Kcal: 901
KH: 75 g
E: 62 g
F: 39 g

Besonders reich an:
Vitamin B1,B2,B6,C,Eisen

Zubereitung:

Eiweiß und Eigelb mit einer Gabel in einer Schale verrühren. Zwiebel schälen und in kleine Stücke schneiden. Schnittlauch waschen und fein hacken. Schinkenscheiben auf das Vollkornbrot legen.
Butter in der Pfanne erhitzen. Zwiebel in der Pfanne ca. 2 Minuten anbraten. Eier dazugeben und mehrfach umrühren. Kurz bevor die Eier durchgebraten sind, die beiden Käsescheiben hinzugeben und leicht schmelzen lassen. Den gehackten Schnittlauch überstreuen. Alles auf das Schinkenbrot geben. Mit Pfeffer und Salz würzen.

Empfohlene Gewürze: Frisch gemahlener schwarzer Pfeffer, Jodsalz.

Tipp:

- Statt gekochtem Schinken kann auch Katenschinken verwendet werden.

Spiegeleier mit Bratkartoffeln und Schinkenwürfeln

Zutaten:
4 ganze Eier
5 Kartoffeln
2 TL Butter
3 Scheiben Kochschinken
1 Zwiebel
3 Gewürzgurken

Nährwert:
Kcal: 928
KH: 83 g
E: 56 g
F: 38 g

Besonders reich an:
Kalium, Eisen,
Vitamin B1,B2,B6

Zubereitung:
Kartoffeln waschen und ca. 15 bis 20 Minuten in Wasser fast gar kochen, abgießen, pellen und in Scheiben schneiden. Zwiebel schälen und in kleine Stücke schneiden. Schinkenscheiben in kleine Würfel schneiden. Eier in eine Schale geben. Butter in eine Pfanne zum Schmelzen bringen. Zwiebel ca. 2 Minuten anbraten. Kartoffelscheiben hinzugeben und von beiden Seiten goldbraun braten. Eier hinzugeben und nach ca. 3 Minuten alles in der Pfanne wenden. Mit Pfeffer und Salz würzen. Auf einen Teller geben, mit Schinkenwürfeln und Gewürzgurken garnieren.

Empfohlene Gewürze: Frisch gemahlener schwarzer Pfeffer, Jodsalz, getrockneter Schnittlauch

Tipps:
- Statt Kochschinken kann auch Katenschinken verwendet werden.
- Die Kartoffeln sollten mit der Schale verzehrt werden, darunter sitzen die meisten Vitamine.

Pikanter Kräuterquark auf Vollkornbrot

Zutaten:
4 Scheiben Roggenvollkornbrot
250 g Quark, 40 % Fett
1 Zwiebel
1 EL Schnittlauch
1 EL Petersilie
2 EL Olivenöl

Nährwert:
Kcal: 910
KH: 80 g
E: 36 g
F: 46 g

Besonders reich an:
Kupfer

Zubereitung:
Quark in einer Schüssel mit etwas kohle*n*säurefreiem Wasser verrühren. Zwiebel schälen und in kleine Stücke schneiden. Schnittlauch und Petersilie waschen und in kleine Stücke hacken. Zwiebel, Schnittlauch und Petersilie unter den Quark rühren. Olivenöl hinzugeben und alles gut verrühren. Mit Pfeffer und Salz würzen. Den Quark auf die Brotscheiben verteilen.

Empfohlene Gewürze: Frisch gemahlener schwarzer Pfeffer, Jodsalz.

Power-Milchshake

Zutaten:
300 ml Vollmilch
6 EL Instant-Haferflocken
1 Banane
2 EL Fruchtzucker
10 Stück getrocknete Datteln

Nährwert:
Kcal: 857
KH: 154 g
E: 20 g
F: 13 g

Besonders reich an:
Kalium

Zubereitung:
Milch in einen Mixer schütten. Haferflocken, Banane, Fruchtzucker und Datteln hinzugeben. Alles solange mixen, bis sich die Zutaten in der Milch fein verteilt haben.

Tipp:
- Statt Fruchtzucker kann auch flüssiger Honig verwendet werden.

SNACKS

Bananenquark mit Leinöl und Rosinen

Zutaten:	**Nährwert:**
250 g Quark 20 % Fett	Kcal: 639
1 Banane	KH: 57 g
3 EL Rosinen	E: 29 g
2 EL Leinöl	F: 31 g

Zubereitung:

Quark in einer Schale mit etwas kohlensäurefreiem Wasser glatt rühren. Banane mit einer Gabel auf einem Teller oder einem Brett zerdrücken. Bananenmus, Rosinen und Leinöl in den Quark geben und alles gut durchrühren.

Tipps:

- Dieses Frühstück eignet sich auch sehr gut als nahrhafter, schnell zubereiteter Snack für zwischendurch.
- Wahlweise kann noch mit Fruchtzucker oder flüssigem Honig gesüßt werden.
- Wenn die Mischung vor dem Verzehr ca. 10 bis 15 Minuten stehen gelassen wird, verteilt sich das Aroma der Rosinen besonders gut.

„Schneller“ Fruchtquark

Zutaten:
250 g Quark 40 % Fett
1 Glas Natreen-Fruchtcocktail

Nährwert:
Kcal: 433
KH: 23 g
E: 22 g
F: 25 g

Zubereitung:

Quark in eine Schale geben und wahlweise mit etwas kohlensäurefreiem Wasser glatt rühren. Den Fruchtcocktail in den Quark geben und einrühren.

Tipp:

- Statt Fruchtcocktail kann auch beliebig anderes Natreen-Obst aus dem Glas genommen werden.

Vollkorn Puten-Käse-Sandwich

Zutaten:
2 Scheiben Roggenvollkornbrot
2 Scheiben geräucherte Putenbrust
2 Scheiben Allgäuer Hartkäse
2 TL Remoulade 65 % Fett
1 Portion Eisbergsalat
2 EL Röstzwiebeln
2 Tomaten

Nährwert:
Kcal: 845
KH: 55 g
E: 42 g
F: 51 g

Zubereitung:

Eisbergsalat waschen, trocken tupfen und zwei Blätter zur Seite legen. Tomaten waschen, entkernen und in dünne Scheiben schneiden. Remoulade auf den Brotscheiben verstreichen. Putenbrust, Käse, Salatblätter und Tomaten wechselweise auf das Brot legen. Mit Röstzwiebeln garnieren und alles mit der zweiten Brotscheibe bedecken.

Tipps:

- Statt Putenbrust kann auch gekochter Schinken oder Katenschinken verwendet werden.
- Statt Remoulade kann auch Mayonnaise zum Bestreichen der Brotscheiben genommen werden.

Thunfischsalat mit Vollreiswaffeln

Zutaten:
150 g Thunfisch ohne Öl
2 EL Olivenöl
1 EL Sojasauce ohne Zucker
2 Tomaten
1 Stück Gurke
1 Zwiebel
5 Vollkornreiswaffeln

Nährwert:
Kcal: 760
KH: 86 g
F: 23 g
E: 50 g

Zubereitung:

Thunfisch abgießen und in eine Schale geben. Tomaten und Gurke waschen. Zwiebel schälen. Tomaten entkernen und in kleine Stücke schneiden. Gurke in kleine Würfel oder Stücke schneiden. Zwiebel in dünne Scheiben schneiden. Tomaten, Gurke und Zwiebel zum Thunfisch geben. Olivenöl und Sojasauce darüber gießen und alles gut vermengen. Mit Pfeffer abschmecken. Dazu die Vollreiswaffeln servieren.

Empfohlenes Gewürz: Frisch gemahlener schwarzer Pfeffer

Tipps:

- Statt Vollkornreiswaffeln kann auch Vollkornbrot gereicht werden.
- Wenn Sie es gerne sehr scharf mögen, dann verrühren Sie einen Teelöffel „Sambal Olek“ (rote Pfefferpaste) in den Thunfisch-Gemüse Mix.

Milchreis mit Kirschen

Zutaten:	**Nährwert:**
300 ml Vollmilch	Kcal: 1069
200 g Rundkornreis	KH: 187 g
2 EL Fruchtzucker	E: 24 g
1 EL Butter	F: 23 g
6 EL Natreen-Süßkirschen	

Zubereitung:

Reis in reichlich Wasser ca. 15 Minuten köcheln. Reis in ein feinmaschiges Sieb schütten, mit warmen Wasser abspülen und durchschütteln. Milch in einen Topf geben und aufkochen, Fruchtzucker hinzugeben. Reis einrühren, von der Herdplatte nehmen und zugedeckt quellen lassen. Butter untermischen. Milchreis in eine Schale geben und die Kirschen mit Saft aus dem Glas darüber geben.

Tipps:

- Zimt eignet sich sehr gut zum Bestreuen des Milchreises.
- Statt der Süßkirschen können Sie auch beliebig anderes Natreen-Obst verwenden.

Weißbrot mit Erdnusscreme und Kakao

Zutaten:	Nährwert:
3 Scheiben Weißbrot	Kcal: 779
3 EL Erdnusscreme „Crunchy“	KH: 79 g
1 Glas Vollmilch	E: 28 g
3 EL Nesquick-Kakaopulver	F: 38 g

Zubereitung:
Weißbrotscheiben mit je einem Esslöffel Erdnusscreme bestreichen. Milch in ein Glas schütten und Kakaopulver einrühren.

Tipps:
- Statt Weißbrot kann auch Vollkornbrot verwendet werden.
- Statt Erdnusscreme kann auch anderes Nussmus, beispielsweise Mandelmus oder Cashewnussmus, als Brotaufstrich dienen.

Studentenfutter mit Sojadrink Kakao

Zutaten:
1 Portion Studentenfutter (125 g)
500 ml Sojadrink Kakao (Vitaquell)

Nährwert:
Kcal: 959
KH: 100 g
E: 26 g
F: 42 g

Zubereitung:
Studentenfutter aus der Hand essen, Sojadrink Kakao aus der Packung trinken.

Tipp:
- Statt Sojadrink Kakao kann auch Sojadrink Erdbeere oder Banane genossen werden.

Protein-Bombe

Zutaten:	Nährwert:
300 ml Vollmilch	Kcal: 490
1 Banane	KH: 49 g
60 g Designer Protein TNG (ca. 4 EL)	E: 42 g
	F: 13 g

Zubereitung:
Milch, Banane und Proteinpulver in einen Mixer geben und verquirlen.

Total Weight-Gain-Shake

Zutaten:	**Nährwert:**
300 ml Vollmilch	Kcal: 576
1 Banane	KH: 78 g
3 EL Sahne-Erdbeereis „Landliebe“	E: 25 g
50 g Mega Gain TNG (ca. 3 EL)	F: 18 g

Zubereitung:

Milch, Banane, Sahneeis und Weight-Gain-Pulver in einen Mixer geben und verquirlen.

Milch-Sahne Shake „plus“

Zutaten:	**Nährwert:**
200 ml Vollmilch	Kcal: 888
100 ml Sahne 30 % Fett	KH: 46 g
3 EL gehobelte Mandeln	E: 20 g
3 EL Sahne-Haselnusseis „Landliebe“	F: 69 g
1 Banane	

Zubereitung:
Milch, Sahne, Mandeln, Eis und Banane in einen Mixer geben und alles verquirlen.

Tipps:
- Statt gehobelter Mandeln können, je nach persönlichem Geschmack, auch gehobelte Haselnüsse verwendet werden.
- Das Haselnusseis kann durch jede andere Geschmacksrichtung Sahneeis ersetzt werden.

MITTAG / ABEND

Scharfe Hühnerfleisch-Bananenpfanne mit Vollkornreis

Zutaten:
300 g Hühnerbrustfilet
8 EL Vollkornreis
2 Bananen
1 Chilischote
1 EL Bratfett („Rama“ Pflanzencreme)

Nährwert:
Kcal: 982
KH: 126 g
E: 81 g
F: 15 g

Besonders reich an:
Kalium, Vitamin. B6

Zubereitung:

Hühnerfleisch unter fließendem Wasser abspülen, trocken tupfen und in kleine Stücke schneiden. Reis in reichlich Wasser ca. 20 Minuten gar kochen und abgießen. Bananen in kleine Scheiben schneiden. Chilischote in sehr feine Stücke zerteilen. Bratfett in der Pfanne erhitzen. Hühnerfleisch scharf anbraten und auf mittlerer Stufe unter mehrmaligem Wenden durchgaren. Bananenscheiben und Chilischote dazu geben und alles verrühren. Ca. 3 Minuten ziehen lassen, bis die Bananenscheiben eine bräunliche Färbung annehmen. Mit Pfeffer und Salz würzen. Alles auf einen Teller oder einer Schale anrichten. Dazu den Reis servieren.

Empfohlene Gewürze: Frisch gemahlener schwarzer Pfeffer, Jodsalz

Tipps:

- Statt Hühnerfleisch kann auch Putenfleisch verwendet werden.
- Für einen extra Schuss Würze können zwei Esslöffel Sojasauce (ohne Zuckerzusatz) hinzu gegeben werden.
- Die Zugabe von ca. einem Esslöffel frischem, gehackten Ingwer verleiht dem Gericht eine besonders aromatische Note.

Asia Gemüsereispfanne mit Hühnerfleisch

Zutaten:
250 g Hühnerbrustfilet
8 EL Vollkornreis
½ grüne Paprika
½ rote Paprika
100 g Sojabohnensprossen
4 Knoblauchzehen
1 Zwiebel
1 EL Bratfett („Rama“ Pflanzencreme)

Nährwert:
Kcal: 909
KH: 107 g
E: 80 g
F: 16 g

Besonders reich an:
Vitamin B6

Zubereitung:
Hühnerfleisch unter fließendem Wasser abspülen, trocken tupfen und in dünne Streifen schneiden. Reis in reichlich Wasser ca. 20 Minuten gar kochen und abgießen. Paprika waschen, in zwei Hälften schneiden und entkernen. Sojabohnensprossen waschen. Knoblauchzehen und Zwiebel schälen und in kleine Stücke zerteilen. Bratfett in einer Pfanne erhitzen, Hühnerfleisch scharf anbraten und auf mittlerer Hitzestufe durchgaren. Gemüsemischung dazugeben und unter mehrmaligem Umrühren bissfest garen. Mit Pfeffer und eventuell Salz abschmecken. Den Reis dazugeben und erneut durchrühren. Alles auf einem Teller servieren.

Empfohlene Gewürze: Frisch gemahlener schwarzer Pfeffer, Jodsalz

Tipps:
- Statt Hühnerfleisch kann auch Putenfleisch genommen werden.
- Anstelle der Sojabohnensprossen können auch Mungobohnensprossen verwendet werden.
- Wenn Sie es etwas würziger beziehungsweise schärfer mögen, dann geben Sie einen oder zwei Esslöffel Sojasauce (ungesüßt) in die fertige Pfanne und/oder einen Teelöffel „Sambal Olek“ (rote Pfefferpaste).
- Durch Zugabe eines Esslöffels frisch gehacktem Ingwer bekommt das Gericht eine extra-aromatische Note.

Bratkartoffeln mit pikantem Quark

Zutaten:
6 Kartoffeln
2 TL Butter
250 g Quark 20 % Fett
1 Zwiebel
2 Knoblauchzehen
2 EL Olivenöl
1 EL Schnittlauch

Nährwert:
Kcal: 948
KH: 103 g
E: 42 g
F: 38 g

Besonders reich an:
Kalium, Phosphor, Vitamin B6

Zubereitung:

Kartoffeln waschen, in reichlich Wasser ca. 20 Minuten gar kochen und abgießen. Zwiebel und Knoblauchzehen schälen und in feine Stücke schneiden. Schnittlauch waschen und fein hacken. Quark in einer Schale mit wenig kohlensäurefreiem Wasser glatt rühren. Zwiebel, Knoblauch und Schnittlauch in den Quark geben und verrühren. Olivenöl dazugeben und erneut durchrühren.
Mit Pfeffer und Salz abschmecken. Butter in der Pfanne erhitzen. Kartoffeln in Scheiben schneiden und in der Pfanne von beiden Seiten goldbraun braten. Auf einem Teller anrichten, dazu den Quark servieren.

Empfohlene Gewürze: Frisch gemahlener schwarzer Pfeffer, Jodsalz, Kümmel.

Tipp:

- Verzehren Sie die Kartoffeln mit Schale, denn darunter sitzen die meisten Vitamine.

Pellkartoffeln mit Leinöl und Quark

Zutaten:
6 Kartoffeln
250 g Quark 20% Fett
2 EL Leinöl

Nährwert:
Kcal: 813
KH: 89 g
E: 38 g
F: 31 g

Besonders reich an:
Kalium, Phosphor,
Vitamin B2,B6

Zubereitung:

Kartoffeln waschen, in reichlich Wasser ca. 20 Minuten gar kochen und abgießen. Quark in einer Schale mit wenig kohlensäurefreiem Wasser glatt rühren. Leinöl in den Quark geben und gut verrühren. Mit Pfeffer und Salz abschmecken. Kartoffeln auf einem Teller anrichten, dazu den Quark servieren.

Empfohlene Gewürze: Frisch gemahlener schwarzer Pfeffer, Jodsalz

Tipps:

- Die Kartoffeln sollten mit der Schale gegessen werden, denn darunter sitzen die meisten Vitamine.
- Wem der Geschmack zu schlicht ist, der kann eine frische, gehackte Zwiebel in den Quark einrühren.
- Je nach persönlichem Geschmack bieten sich als weitere Quarkgewürze Curry oder Paprika und frisch gehackte Petersilie, bzw. frisch gehackter Schnittlauch an.

Gebratenes Lachsfilet mit Tomatenreis

Zutaten:
250 g Lachsfilet, tiefgekühlt
8 EL Vollkornreis
1 TL Bratfett („Rama" Pflanzencreme)
1 Zwiebel
3 Tomaten

Nährwert:
Kcal: 847
KH: 97 g
E: 57 g
F: 24 g

Besonders reich an:
Vitamin D,B6,B12,Phosphor

Zubereitung:
Lachsfilet auftauen und unter fließendem Wasser abspülen. Reis in reichlich Wasser ca. 20 Minuten gar kochen und abgießen. Zwiebel schälen und in kleine Stücke schneiden. Tomaten waschen, entkernen und in kleine Stücke schneiden. Bratfett in die erhitzte Pfanne geben. Lachsfilet scharf anbraten, bei mittlerer Hitze durch garen, mit Pfeffer und Salz abschmecken und auf einem Teller anrichten. Reis zusammen mit Tomaten und Zwiebel in die Pfanne geben, unter mehrmaligem Umrühren die Tomaten bissfest garen. Reis zusammen mit Lachs servieren.

Empfohlene Gewürze: Frisch gemahlener schwarzer Pfeffer, Jodsalz.

Tipps:
- Statt die beiden Lachsfilets im Ganzen zu braten, können diese auch in dickere Stücke geschnitten und so zubereitet werden.
- Meerrettich, frisch gerieben oder aus dem Glas, über den Fisch gegeben, verleiht dem Gericht eine besonders pikante Note.
- Frischer Basilikum gibt dem Tomatenreis ein besonderes Aroma.

Pikante Vollkornnudeln mit Käse- und Schinkenstreifen

Zutaten:
200 g Vollkornnudeln ohne Ei
3 Scheiben Kochschinken
3 Scheiben Gouda 40 % F.i.Tr.
2 EL Tomatenmark
1 EL Olivenöl
2 Knoblauchzehen
4 EL geriebener Parmesankäse

Nährwert:
Kcal: 1.369
KH: 140 g
E: 90 g
F: 47 g

Besonders reich an:
Calcium, Phosphor, Vitamin B12

Zubereitung:

Vollkornnudeln in reichlich Wasser ca. 8 bis 10 Minuten gar kochen und abgießen. Käse- und Schinkenscheiben in dünne Streifen schneiden. Tomatenmark mit etwas Wasser glatt rühren, Olivenöl Pfeffer und Salz hinzugeben. Zwiebel und Knoblauch schälen und in feine Stücke schneiden, in das Tomatenmark einrühren. Nudeln auf einen Teller geben, mit den Käse-Schinkenstreifen garnieren, die Tomatensauce darüber gießen und alles mit geriebenem Parmesankäse überstreuen.

Empfohlene Gewürze: Frisch gemahlener schwarzer Pfeffer, Jodsalz

Tipp:

- Wer es gerne extra-scharf mag, der kann dem Gericht eine frische, gehackte Chilischote beimengen.

Fruchtige Reispfanne mit Hühnerfleisch und Sprossen

Zutaten:
8 EL Vollkornreis
300 g Hühnerbrustfilet
300 g frische Ananas
300 g frische Mango
150 g Mungobohnensprossen
1 EL Bratfett („Rama“ Pflanzencreme)

Nährwert:
Kcal: 1.195
KH: 167 g
E: 87 g
F: 17 g

Besonders reich an:
Kalium, Vit.B6, C, Kupfer, Phosphor

Zubereitung:

Vollkornreis in reichlich Wasser ca. 20 Minuten gar kochen. Währenddessen Hühnerfleisch unter fließendem Wasser abspülen und in kleinere Stücke schneiden. Ananas und Mango schälen und in Stückchen schneiden. Mungobohnensprossen waschen. Reis abgießen. Bratfett in einer Pfanne erhitzen, das Hühnerfleisch scharf anbraten und bei mittlerer Hitze unter mehrmaligem Umrühren durchgaren. Ananas, Mango und Sprossen dazugeben und bissfest garen. Reis in die Pfanne geben und alles ca. 5 Minuten bei schwacher Hitze ziehen lassen.

Empfohlene Gewürze: Frisch gemahlener schwarzer Pfeffer, Jodsalz

Tipps:

- Statt Mungobohnensprossen können auch Sojabohnensprossen genommen werden.
- Wenn Sie mehr Schärfe in das Gericht bringen möchten, geben Sie einen oder 2 Teelöffel „Sambal Olek“ (rote Pfefferpaste) oder eine frische, in sehr kleine Stücke gehackte rote Chilischote dazu.
- Die Zugabe eines Esslöffels frischem, gehackten Ingwer verleiht dem Gericht eine besonders aromatische Note.

Gekochte Hirse mit Rindfleischstreifen

Zutaten:
100 g Hirsekörner
250 g Rinderfilet
2 TL Gemüsebrühe-Pulver
1 EL Bratfett („Rama“ Pflanzencreme)
1 Zwiebel

Nährwert:
Kcal: 738
KH: 67 g
E: 63 g
F: 24 g

Besonders reich an:
Eisen, Vitamin B6, B12, Zink, Kieselsäure, Phosphor

Zubereitung:
Hirse waschen und in einen Topf mit 400 ml Wasser geben. Gemüsebrühe-Pulver hinzugeben. Topf erhitzen und Hirse solange quellen lassen, bis das Wasser aufgesogen ist. Währenddessen Rinderfilet in feine Streifen schneiden. Fett in einer Pfanne erhitzen. Zwiebel schälen und in feine Stücke schneiden. Rindfleisch scharf anbraten und bei mittleren Hitze unter mehrmaligem Wenden braten. Zwiebel hinzugeben und glasig anschwitzen. Mit Pfeffer und Salz würzen. Hirse auf einen Teller oder in eine Schale geben, mit Rindfleischstreifen und Zwiebelstücke garnieren.

Empfohlene Gewürze: Frisch gemahlener schwarzer Pfeffer, Jodsalz.

Tipp:
- Hirse wird in unseren Breiten nicht so häufig verwendet, ist aber ein sehr gesundes Getreide und durch den hohen Gehalt an Kieselsäure gut für das Bindegewebe.

Gebratenes Seelachsfilet mit Kartoffeln und Olivenöl

Zutaten:
250 g Seelachsfilet
4 Kartoffeln
2 TL Butter
2 EL Olivenöl
1 Zwiebel
1 Esslöffel gehackte Petersilie

Nährwert:
Kcal: 735
KH: 57 g
E: 54 g
F: 30 g

Besonders reich an:
Kalium, Vitamin B2,B6,B12, Selen, Jodid, Phosphor

Zubereitung:

Kartoffeln waschen und in reichlich Wasser 20 bis 25 Minuten gar kochen. Währenddessen Seelachsfilet unter fließendem Wasser abspülen und trocken tupfen. Zwiebel schälen und in kleine Stücke schneiden. Petersilie waschen und fein hacken. Butter in einer Pfanne erhitzen und das Fischfilet unter mehrmaligem Wenden durchbraten. Mit Pfeffer und Salz würzen. Kartoffeln abgießen und auf einem Teller anrichten. Fischfilet hinzugeben, Zwiebelstücke und gehackte Petersilie darüber streuen. Alles mit Olivenöl übergießen.

Empfohlene Gewürze: Frisch gemahlener schwarzer Pfeffer, Jodsalz.

Tipps:

- Statt Seelachsfilet kann auch anderes Fischfilet, beispielsweise Rotbarsch oder Zander, genommen werden.
- Sollten Ihnen rohe Zwiebeln zu intensiv schmecken, dann braten Sie die Zwiebelstücke für etwa 2 bis 3 Minuten zusammen mit dem Fischfilet in der Pfanne.
- Verzehren Sie die Kartoffeln mit der Schale, darunter sitzen die meisten Vitamine.
- Meerrettich, frisch gerieben oder aus dem Glas, als Beigabe zum Fisch, gibt dem Gericht ein besonderes Aroma.

Rinderhack mit Ei und Kakao

Zutaten:
300 g Rinderhack
3 ganze Eier
300 ml Vollmilch
4 EL Nesquick-Kakaopulver
1 EL Bratfett („Rama“ Pflanzencreme)

Nährwert:
Kcal: 1.186
KH: 19 g
E: 89 g
F: 81 g

Besonders reich an:
Eisen, Phosphor, Zink,
Vitamin B2,B12,

Zubereitung:
Rindfleisch in eine Schüssel geben. Eier aufschlagen und mit dem Hackfleisch vermengen. Mit Pfeffer und Salz würzen. Bratfett in einer Pfanne erhitzen. Hackfleisch scharf anbraten und unter mehrmaligem Durchrühren durchbraten. Hack-Eimischung auf einem Teller anrichten. Milch und Kakaopulver mischen.

Empfohlene Gewürze: Frisch gemahlener schwarzer Pfeffer, Jodsalz

Tipps:
- Verwenden Sie reines Rinderhack (Beefhack) für dieses Gericht.
- Wenn Sie es schärfer mögen, würzen Sie mit „Sambal Olek“ (roter Pfefferpaste) oder einer fein gehackten, roten Chilischote.

SPÄTABEND

Vollkornkekse und Kakao

Zutaten:	Nährwert:
100 g Vollkorn – Haselnusskekse	Kcal: 648
250 ml Vollmilch	KH: 75 g
3 EL Nesquick-Kakaopulver	E: 17 g
	F: 31 g

Zubereitung:
Milch mit Kakaopulver mischen, dazu die Kekse servieren.

Tipps:
- Statt Haselnusskeksen können es auch andere Vollkornkekse sein.
- Alternativ zum Kakaopulver bietet sich „TNG Weight-Gain"-Pulver (BMS) an.

Weight-Gain Shake

Zutaten:
300 ml Vollmilch
50 g Mega Gain TNG (ca. 3 EL)

Nährwert:
Kcal: 392
KH: 49 g
E: 22 g
F: 12 g

Zubereitung:

Milch und Weight-Gain Pulver in einem Mixer verquirlen.

Käse und Erdnusscreme

Zutaten:

125 g Emmentaler-Käse 45 % Fett
6 TL Erdnusscreme „Crunchy"

Nährwert:

Kcal: 778
KH: 6 g
E: 45 g
F: 63 g

Besonders reich an:

Calcium, Phosphor, Kupfer, Vitamin B12

Zubereitung:

Nicht weiter erforderlich.

„Schneller“ Fruchtquark mit Nüssen

Zutaten:	**Nährwert:**
250 g Quark, 40 % Fett	Kcal: 662
6 EL Natreen-Erdbeeren	KH: 15 g
3 EL gehobelte Haselnüsse	E: 28 g
	F: 52 g

Zubereitung:

Quark in eine Schale geben und wahlweise mit etwas kohlensäurefreiem Mineralwasser glatt rühren. Gehobelte Haselnüsse dazugeben und unterrühren. Erdbeeren darauf geben, etwas Saft aus dem Glas darüber gießen.

Tipps:

- Statt Erdbeeren kann es auch beliebig anderes Natreen-Obst sein.
- Haselnüsse können, je nach persönlichem Geschmack, durch gehobelte Mandeln ersetzt werden.

7. Beispielhafte Tagespläne zur Ernährung in Abstimmung auf die Tageszeit des Trainings

Training am frühen Morgen

Nach dem Aufstehen: 1-2 Tassen Kaffee
Nahrungsergänzung: Aminosäuren

TRAINING (30 bis 60 Minuten nach dem Kaffee trinken und der Einnahme der Aminosäuren)
Direkt nach dem Training: Whey/Casein-Protein-Shake mit Glutamin; Creatin und kurzkettigen Kohlenhydraten

Frühstück (45 bis 60 Minuten nach dem Protein Shake):
Haferflockenpfannkuchen: 8-10 EL feine Haferflocken mit 2 Eigelb und 6 Eiweiß verrühren. Dazu eine Handvoll Rosinen und 2 EL Sonnenblumenkerne geben und unterrühren. Die Pfanne mit Butter ausstreichen und den Teig wechselseitig braten.

Beilage: Frisches Obst, zum Beispiel Apfel, Banane, Ananas
Nahrungsergänzung: Multi Vitamine / Mineralstoffe

Snack (2,5 bis 3 Stunden nach dem Frühstück):
1 Designer Protein TNG-Shake oder 1 Meal-Replacement-Riegel

Mittag (1,5 bis 2 Stunden nach dem Snack):
1-2 Hühnerbrustfilets, 1-2 Tassen Vollkornreis (vor dem Kochen) Gemüse, 2-3 EL Olivenöl, 1-2 EL Balsamicoessig, Gewürze nach Wahl
oder: 1 Dose Thunfisch in Wasser, 2-3 Scheiben Vollkornbrot, 2-3 Scheiben Käse (schnell zubereitetes Mittagessen)

Snack (2,5 bis 3 Stunden nach dem Mittag):
250g Quark (20% Fett) mit Wasser glattrühren, 1-2 EL Leinöl, 1 Handvoll Rosinen oder getrocknete Datteln

Abend (1,5 bis 2 Stunden nach dem Snack):
300g-350g Rindfleisch (Steak oder Beefhack), 3-4 mittelgroße Kartoffeln, Gemüse, Gewürze nach Wahl

Spätabend (2 bis 3 Stunden nach dem Abend):
100g-150g Käse und 5-6 TL Erdnusscreme oder 1 Mega Gain TNG-Shake

Wichtig: 3-4 Liter Wasser pro Tag trinken!

Beispielhafter Tagesplan zur Ernährung

Training am Morgen

Nach dem Aufstehen: 1-2 Tassen Kaffee
Nahrungsergänzung: Aminosäuren

Frühstück (30 bis 45 Minuten nach dem Kaffee trinken und der Einnahme der Aminosäuren):
2-3 Scheiben Vollkornbrot mit Sahnequark bestreichen, pro Scheibe 1-2 TL Konfitüre oder Honig aufstreichen

TRAINING (1 bis 1,5 Stunden nach dem Frühstück)
Direkt nach dem Training: Whey/Casein-Protein-Shake mit Creatin; Glutamin und kurzkettigen Kohlenhydraten
Nahrungsergänzung: Multi Vitamine / Mineralstoffe

Mittag (45 bis 60 Minuten nach dem Protein Shake):
100g-125g Vollkornnudeln oder 2 Tassen Vollkornreis (vor dem Kochen), 300g-350g Fisch oder Huhn, grüner Salat mit Tomaten, 2-3 EL Olivenöl, 1-2 EL Balsamicoessig, Gewürze nach Wahl
oder: 1 Dose Thunfisch in Wasser, 2-3 Scheiben Vollkornbrot, 2-3 Scheiben Käse (schnell zubereitetes Mittagessen)

Snack (2,5 bis 3 Stunden nach dem Mittag):
1 Designer Protein TNG-Shake oder 1 Meal-Replacement-Riegel

Abend (1,5 bis 2 Stunden nach dem Snack):
300g-350g Rindfleisch (Steak oder Beefhack), 1-2 Tassen Vollkornreis (vor dem Kochen), Gemüse, 1-2 EL Olivenöl

Spätabend (2 bis 3 Stunden nach dem Abend):
2 Gläser Vorzugs- oder Vollmilch, 1 Handvoll Nüsse (zum Beispiel Mandeln oder Cashewkerne)

Wichtig: 3-4 Liter Wasser pro Tag trinken!

Beispielhafter Tagesplan zur Ernährung

Training am Mittag

Nach dem Aufstehen: 1 Designer Protein TNG-Shake

Frühstück (45 bis 60 Minuten nach dem Proteinshake)
8-10 EL Haferflocken, dazu frisches Obst nach Wahl, Nüsse, Rosinen, Sonnenblumenkerne – mit Vollmilchyoghurt (Fruchtzubereitung oder Natur) mischen

Nahrungsergänzung: Multi Vitamine / Mineralstoffe

Snack (2, 5 bis 3 Stunden nach dem Frühstück):
250g Quark (20% Fett), eine Banane, 1-2 EL Leinöl, Handvoll Rosinen oder 1 Meal– Replacement-Riegel

TRAINING (1 bis 1,5 Stunden nach dem Snack):
Direkt nach dem Training: Whey/Casein-Protein-Shake mit Glutamin; Creatin und kurzkettigen Kohlenhydraten

Frühnachmittag (45 bis 60 Minuten nach dem Protein Shake):
100g–125 g Vollkornnudeln oder 1-2 Tassen Vollkornreis (vor dem Kochen) oder 3-4 mittelgroße Kartoffeln, 300g-350g Huhn oder Fisch, Gemüse, 2-3 EL Olivenöl, 1-2 EL Balsamicoessig
oder: 1 Dose Thunfisch in Wasser, 2-3 Scheiben Vollkornbrot, 2-3 Scheiben Käse (schnell zubereitetes Mittagessen)

Frühabend (2,5 bis 3 Stunden nach dem Frühnachmittag):
250g Quark (20% Fett), 1-2 EL Leinöl, Handvoll Rosinen oder getrocknete Datteln

Abend (1,5 bis 2 Stunden nach dem Frühabend):
1-2 Hühnerbrustfilets, 3-4 TL Erdnusscreme, 1-2 gebratene Banane, Gewürze nach Wahl

Spätabend (2,5 bis 3 Stunden nach dem Abend):
1 Designer Protein TNG-Shake

Wichtig: 3-4 Liter Wasser pro Tag trinken!

Beispielhafter Tagesplan zur Ernährung

Training am Nachmittag

Nach dem Aufstehen: 1-2 Tassen Kaffee
Nahrungsergänzung: Aminosäuren

Frühstück (30 bis 45 Minuten nach dem Kaffee trinken und der Einnahme der Aminosäuren):
Rührei aus 8 Eiern (2 Eigelb und 8 Eiweiß), 1-2 Gläser frisch gepresster Orangensaft, 2-3 Scheiben Schinken, 2-3 Scheiben Vollkornbrot

Snack (2,5 bis 3 Stunden nach dem Frühstück)
1 Mega Gain TNG-Shake

Mittag (1,5 bis 2 Stunden nach dem Mega-Gain TNG Shake)
100g-125g Vollkornnudeln oder 1-2 Tassen Vollkornreis (vor dem Kochen), 250g-300g Hühnerbrustfilet, Tomaten / Zwiebelsalat mit 2-3 EL Olivenöl, 1-2 EL Balsamicoessig
oder: 1 Dose Thunfisch in Wasser, 2-3 Scheiben Vollkornbrot, 2-3 Scheiben Käse (schnell zubereitetes Mittagessen)

Snack (2 bis 2,5 Stunden nach dem Mittag):
1 Becher Hüttenkäse (200g), 2-3 TL Honig oder Konfitüre, 1 Banane

TRAINING (1 bis 1,5 Stunden nach dem Snack)
Direkt nach dem Training: Whey/Casein-Protein-Shake mit Glutamin; Creatin und kurzkettigen Kohlenhydraten

Nahrungsergänzung: Multi Vitamine / Mineralstoffe

Abend (45 bis 60 Minuten nach dem Protein Shake):
350g-400g Rindfleisch (Steak oder Beefhack), Fisch oder Geflügel, 100g-125g Vollkornnudeln oder Vollkornreis (vor dem Kochen) oder 3-4 mittelgroße Kartoffeln, Gemüse, 2-3 EL Olivenöl, 1-2 EL Balsamicoessig, Gewürze nach Wahl

Spätabend (2,5 bis 3 Stunden nach dem Abend):
1 Designer Protein TNG-Shake oder 100g-150g Käse und 5-6 TL Erdnusscreme

Wichtig: Pro Tag 3-4 Liter Wasser trinken!

Beispielhafter Tagesplan zur Ernährung

Training am Abend

Nach dem Aufstehen: 1-2 Tassen Kaffee
Nahrungsergänzung: Aminosäuren

Frühstück (30 bis 45 Minuten nach dem Kaffee trinken und der Einnahme der Aminosäuren):
8-10 EL Getreideflocken (wahlweise Hafer, Roggen, Hirse), frisches Obst nach Wahl – mit Vollmilchjoghurt (Fruchtzubereitung oder Natur) oder Vollmilch oder/ Vorzugsmilch mischen, 1-2 Gläser frisch gepresster Orangensaft

Nahrungsergänzung: Multi Vitamine / Mineralstoffe

Snack (2,5 bis 3 Stunden nach dem Frühstück):
1 Mega Gain TNG-Shake oder 1 Meal-Replacement-Riegel

Mittag (1 bis 1,5 Stunden nach dem Snack)
300g-350g Huhn oder Fisch, 100g-125g Vollkornnudeln (vor dem Kochen) oder 3-4 mittelgroße Kartoffeln, Gemüse, 2-3 EL Olivenöl, 1-2 EL Balsamicoessig, Gewürze nach Wahl
oder: 1 Dose Thunfisch in Wasser, 2-3 Scheiben Vollkornbrot, 2-3 Scheiben Käse (schnell zubereitetes Mittagessen)

Snack (2,5 bis 3 Stunden nach dem Mittag):
3-4 Vollkornreiswaffeln mit je 1 TL Erdnusscreme bestreichen

Snack (1,5 bis 2 Stunden nach dem Snack):
250g Quark (20% Fett) mit Wasser glattrühren, 1 EL Leinöl, Handvoll Rosinen oder getrocknete Datteln

TRAINING (1 bis 1,5 Stunden nach dem Snack)

Direkt nach dem Training Whey/Casein-Protein-Shake mit Glutamin; Creatin und kurzkettigen Kohlenhydraten

Nahrungsergänzung: Multi Vitamine / Mineralstoffe

Spätabend (45 bis 60 Minuten nach dem Protein Shake)
100g-150g Käse, 4-6 TL Erdnusscreme, 2-3 Scheiben Vollkornbrot, 2 Gläser Vollmilch oder Vorzugsmilch

Wichtig: Pro Tag 3 bis 4 Liter Wasser trinken!

8. Goldene Regeln für die Ernährung des Hardgainers

- Mindestens 500 Kalorien täglich über dem errechneten Tages-Energiebedarf verzehren.

- Regelmäßig, das heißt alle 2 bis 3 Stunden essen.

- Lebensmittel mit hoher Nährstoffdichte auswählen.

- Nahrungsergänzungen gezielt einsetzen.

- Täglich mindestens 3 bis 4 Liter Wasser trinken.

- Empfohlene Nährstoffrelation der Ernährung: 55 bis 65 % Kohlenhydrate, 20 bis 30 % Eiweiß, 10 bis 15 % Fett.

TRAINING FÜR DEN HARDGAINER

1. Die beste Trainingsintensität für den Hardgainer

Train hard-train smart! Diese im Bodybuilding grundsätzlich geltende Regel ist auch das entscheidende Motto für die Organisation des Trainingsprogramms für den Hardgainer. Nur hartes Training baut Muskelmasse auf. Das alleine genügt aber nicht. Vielmehr muss die Trainingsbelastung den besonderen Erfordernissen des Hardgainer-Körpertyps angepasst werden. Nach Abschluss des Beginner-Status, also nach 6 Monaten regelmäßigen Trainings, bedeutet dass für die Trainingspraxis kurze Trainingseinheiten, in denen vorzugsweise schwere Gewichte für 6 bis 8, maximal 10 Wiederholungen pro Satz bewegt werden. Derartig hohe Gewichtsbelastungen innerhalb der einzelnen Sätze stimulieren in erster Linie die weißen, schnell kontrahierenden Muskelfasern. Da diese Muskelfasern ein größeres Wachstumspotenzial als die roten, ausdauernden Muskelfasern besitzen, gilt es besonderes Augenmerk darauf zu legen, dass die weißen Muskelfasern möglichst intensiv stimuliert werden. Zwar ist die prozentuale Verteilung zwischen weißen und roten Muskelfasern zwischen den Menschen von Natur aus unterschiedlich angelegt, um aber auf Nummer sicher für den Aufbau von massiven und kompakten Muskeln zu gehen, empfiehlt sich für das Training des Hardgainers überwiegend die Verwendung von schweren Gewichten.

Ergänzend zum Training mit schweren Gewichten und 6 bis 10 Wiederholungen pro Satz, empfiehlt sich für den fortgeschrittenen und weit fortgeschrittenen Athleten der Einbau einer Übung pro Muskelgruppe, die mit zwei Sätzen, mittelschweren Gewichten und höheren Wiederholungszahlen, zwischen 12 und 20 pro Satz, trainiert wird (siehe Kapitel „Beispielhafte Trainingspläne für den Hardgainer in Abstimmung auf die Leistungsstufe“). In Kombination mit den trainierten, schweren Sätzen für die einzelnen

Muskelgruppen werden die unterschiedlichen Muskelfasertypen, weiße wie rote, sehr effektiv stimuliert. Aus diesem Belastungsmix resultiert insgesamt ein optimaler Wachstumsreiz für den Aufbau von dichter, kompakter Muskelmasse.

Die einzelne Trainingseinheit im Muskelaufbauprogramm des Hardgainers sollte 60 bis 75 Minuten nicht überschreiten. **Kurz – Hart – Konzentriert** lautet der Grundsatz zur Organisation des Trainingsprogramms für den Hardgainer. Nach getaner Arbeit heißt es dann, die benötigten Nährstoffe aufzunehmen, das Studio zu verlassen und auszuruhen, damit sich auf dem schlanken Körperbau des Hardgainers schon bald neu aufgebaute Muskelmasse zeigt.

2. Die besten Trainingsmittel für den Hardgainer

Als Bodybuilder können Sie zwischen verschiedenen Trainingsmitteln wählen. Grundsätzlich sind das freie Gewichte, also Lang- und Kurzhanteln, und eine Vielzahl von Maschinen, zum Beispiel Zugmaschinen oder die Multipresse. Welche dieser Trainingsmittel eignen sich aber am besten für den Hardgainer in seinem Bestreben nach dem Aufbau von Muskelmasse? Die klare Antwort lautet: Übungen mit Lang- und Kurzhanteln sind dem Maschinentraining diesbezüglich grundsätzlich überlegen. Das Training der Grundübungen mit freien Gewichten und schweren Sätzen zu 6 bis 10 Wiederholungen ist die Basis jedes erfolgreichen Muskelaufbau-Programms. Der entscheidende Vorteil des Trainings mit Lang- und Kurzhanteln im Vergleich zum Training an Maschinen ist, dass das Training mit freien Gewichten höhere Anforderungen an die sogenannte intermuskuläre Koordination stellt, also dem Zusammenspiel einzelner, an der jeweiligen Bewegung beteiligten Muskelgruppen untereinander.

Wenn Sie bereits aktiver Athlet sind, dann kennen Sie aus eigenem Erleben den Unterschied in der Empfindung, der sich in der Zielmuskulatur einstellt, wenn eine Übung mit freien Gewichten oder an der Maschine trainiert wird.

Nehmen wir als Beispiel das Nackendrücken mit der Langhantel (Seite 160): Bei der Übungsausführung an der Maschine werden Sie quasi durch das Gerät geführt. Im Vergleich hierzu muss die Muskulatur der Schultern, des Trizeps und des oberen Rückens während des Trainings mit der Langhantel die Bewegung selbstständig in der Bahn halten. Dadurch wird eine größere Anzahl von Muskelfasern in der Zielmuskulatur aktiviert. Das schwere Training mit Lang- und Kurzhanteln schafft somit optimale Bedingungen für den Aufbau von Muskelmasse und Kraft und bildet daher immer den Schwerpunkt bei der Auswahl der im Trainingsprogramm für den Hardgainer vorgesehenen Übungen.

Vergleich zwischen freien Gewichten und Maschinen:

Freie Gewichte	Maschinen
Höhere Beanspruchung der intermuskulären Koordination	Geringere Beanspruchung der intermuskulären Koordination
Aktivierung einer größeren Zahl von Muskelfasern	Isoliertere Belastung einer Muskelgruppe
Grundlage für das Training des Hardgainers	Ergänzung zu den Übungen mit freien Gewichten

3. Die besten Übungen für Hardgainer

Die folgende Tabelle zeigt die besten Übungen für den Aufbau von massiver, kompakter Muskelmasse. Im Anhang 1 dieses Buches finden Sie alle Übungen im Bild mit Tipps zur korrekten Technik des jeweiligen Bewegungsablaufs.

MUSKELGRUPPE	BESTE HARDGAINER – ÜBUNGEN
Beine	Kniebeugen mit der Langhantel
	Beinpressen
	Beincurl
	Kreuzheben mit leicht angewinkelten Knien
	Beinstrecken
Brust	Bankdrücken mit der Langhantel
	Schrägbankdrücken mit der Langhantel
	Fliegende Bewegungen auf der Flachbank
	Fliegende Bewegungen auf der Schrägbank
	Dips am Holm
Rücken	Breite Klimmzüge
	Kreuzheben mit der Langhantel
	Vorgebeugtes Rudern mit der Langhantel
	Kurzhantelrudern einarmig
	Überzüge mit der SZ-Stange
	Schulterheben mit der Langhantel

Schultern	Nackendrücken mit der Langhantel Kurzhanteldrücken Rudern stehend Seitheben sitzend Seitheben vorgebeugt auf der Schrägbank
Bizeps	Langhantelcurl Scott-Curl Schrägbankcurl Konzentrationscurl
Trizeps	Engbankdrücken Dips am Holm Trizepsdrücken liegend mit der Langhantel Trizepsdrücken einarmig im Sitzen mit der Kurzhantel
Unterarme	Handgelenkscurl Reverse-Curl mit der Langhantel Hammer-Curl sitzend
Bauch	Beinheben hängend Beinheben liegend auf der Flachbank Crunch auf der Flachbank
Waden	Wadenheben stehend Wadenheben sitzend Wadenheben an der Beinpresse

4. Die besten Trainingsmethoden für Hardgainer

Neben der erforderlichen Arbeit mit schweren Gewichten und der auf den Hardgainer zugeschnittenen Übungsauswahl sind auch die im Training eingesetzten Methoden von Bedeutung, wenn es darum geht, massive und kompakte Muskelmasse aufzubauen. Im Bodybuilding gibt es eine Vielzahl an Trainingsmethoden. Die hiervon für den Hardgainer am besten geeignetsten sollen im Nachfolgenden kurz beschrieben werden:

Pyramidentraining

Das Pyramidentraining ist eine der grundlegendsten Methoden für den Aufbau von Muskelmasse. Innerhalb des Pyramidentrainings kommt es zu Variationen bezüglich der Satzzahl pro Übung, der Höhe des Trainingsgewichtes für die einzelnen Sätze, der Wiederholungszahlen pro Satz und der Pausenlänge zwischen den Sätzen. Bei Anwendung des Pyramidentrainings in der Trainingspraxis wird zwischen mehreren Arten unterschieden. Für das Trainingsprogramm des Hardgainers empfehlen sich diesbezüglich die abgestumpfte Pyramide, die umgekehrte, abgestumpfte Pyramide und abnehmende Sätze.

Abgestumpfte Pyramide

Beim Training mit der abgestumpften Pyramide wird das Gewicht mit jedem Satz erhöht und gleichzeitig die Wiederholungszahl pro Satz reduziert. Die Bezeichnung „abgestumpft“ rührt daher, dass im letzten Satz der entsprechenden Übung nicht mit soviel Gewicht trainiert wird, dass nur eine maximale Wiederholung möglich ist, sondern welches noch mindestens 5 Wiederholungen zulässt. Zur Verbesserung der Kraftleistung und Optimierung der Nerv-Muskel-Verbindung können gelegentlich auch Sätze mit sehr schweren Gewichten und 2 bis 3 Wiederholungen absolviert werden. Derartige Reizintensitäten sollten aber eher die Ausnahme als die Regel sein, denn derart schwere Gewichte zeigen aufgrund der Kürze der Reizdauer keinen optimalen Effekt für das Muskelwachstum.

Die Anwendung der abgestumpften Pyramide in der Trainingspraxis könnte beispielsweise so aussehen: Im Anschluss an einen oder zwei leichten Aufwärmsätzen zu jeweils 10 bis 15 Wiederholungen mit ca. 50 % des Trainingsgewichtes, welches Sie für Ihren schwersten Satz mit 6 bis 10 Wiederholungen verwenden, beginnen Sie mit einem Gewicht, das Ihnen 10 Wiederholungen erlaubt.

Dann legen Sie mehr Gewicht auf die Hantel, und zwar etwa soviel, dass Sie im zweiten Satz in der Lage sind, zwischen 8 und 10 Wiederholungen zu trainieren. Für den dritten und schwersten Satz erhöhen Sie erneut das Gewicht und geben volle Power für 6 bis 8 intensive Wiederholungen. Die Pausenlänge zwischen den einzelnen Sätzen liegt dabei in der Regel zwischen zwei und drei Minuten.

Natürlich ist es für optimales Muskelwachstum von großer Bedeutung, dass Sie ständig danach streben, die Gewichtsbelastungen für die einzelnen Sätze innerhalb der jeweiligen Übung zu erhöhen. Nur wenn Ihre Muskeln kontinuierlich härter arbeiten müssen, werden sie wachsen.

Umgekehrte, abgestumpfte Pyramide

Die umgekehrte, abgestumpfte Pyramide wird so trainiert, dass die Gewichtsbelastung mit jedem Satz reduziert und die Wiederholungszahlen pro Satz erhöht werden. Für die Praxis bedeutet das, Sie machen zwei leichte Aufwärmsätze zu je 10 bis 15 Wiederholungen mit ca. 50 Prozent des Gewichtes, welches Sie für den ersten, hier also den schwersten Satz für 6 Wiederholungen verwenden. Für den zweiten und dritten Satz der entsprechenden Übung reduzieren Sie die Gewichtsbelastung jeweils so, dass Ihnen 8 Wiederholungen im zweiten beziehungsweise 10 Wiederholungen für den dritten Satz möglich sind.

Im Vergleich zur abgestumpften Pyramide ist die Trainingsintensität bei Anwendung der umgekehrten, abgestumpften Pyramide erhöht. Zu Beginn

des Trainings sind Sie körperlich und geistig am frischesten und können zu diesem Zeitpunkt entsprechend die meiste Kraft entfalten. Um Verletzungen zu vermeiden, ist sorgfältiges Aufwärmen sehr wichtig. Bevor Sie im ersten Satz richtig zur Sache gehen, machen Sie also in jedem Fall zwei leichte Aufwärmsätze der Übung, bei der die umgekehrte, abgestumpfte Pyramide zur Anwendung kommen soll. Das Training nach dieser Methode eignet sich in erster Linie für Athleten, die mindestens 6 Monate Trainingserfahrung besitzen und deren Übungstechnik optimiert ist. Aus meiner Erfahrung eignen sich auch nicht alle Übungen für das Training mit dieser Form der Pyramide. Ich persönlich würde beispielsweise niemals Kniebeugen mit der Langhantel (Seite 128) oder Kreuzheben mit der Langhantel (Seite 150) unter Einsatz der umgekehrten, abgestumpften Pyramide trainieren. Diese Übungen erfordern meines Erachtens unbedingt die schrittweise, ansteigende Belastung im Verlauf der einzelnen Sätze, um die Verletzungsgefahr zu minimieren.

Das Gefühl stimmt bei manchen Übungen einfach nicht, wenn gleich von Beginn an mit dem schwersten Gewicht gearbeitet wird. Sie sollten selber damit experimentieren, welche Übungen Sie für den Einsatz der umgekehrten, abgestumpften Pyramide vorsehen. Bringen Sie diesbezüglich das Instinktivprinzip (Seite 109) zur Anwendung.

Abnehmende Sätze

Das Training von abnehmenden Sätzen ist eine Form der umgekehrten, abgestumpften Pyramide. Auch bei abnehmenden Sätzen wird, im Anschluss an sorgfältiges Aufwärmen der Muskulatur, für den ersten Satz mit dem schwersten Gewicht und ca. 6 Wiederholungen begonnen und in den Folgesätzen das Gewicht. Der entscheidende Unterschied zwischen abnehmenden Sätzen und der umgekehrten, abgestumpften Pyramide besteht darin, dass die Pausenlänge zwischen den einzelnen Sätzen beim Training mit abnehmenden Sätzen minimiert ist. Sie pausieren nur so lange, bis Sie oder Ihr

Trainingspartner die Gewichtsscheiben von der Hantel genommen haben oder der Steckstift der Trainingsmaschine auf weniger Gewichtsbelastung eingestellt ist. Das bedeutet quasi das Non-Stop-Training der drei, maximal vier einzelnen Sätze, aus denen ein abnehmender Satz insgesamt besteht.

Diese Trainingsmethode ist äußerst intensiv! Ihre Muskeln werden brennen und der Schmerz nahezu unerträglich werden. Besonders für das Training des Hardgainers gilt als Grundsatz „Qualität vor Quantität". Abnehmende Sätze sind eine ausgezeichnete Möglichkeit dafür, die Trainingsdauer zu minimieren und dabei gleichzeitig die Trainingsintensität zu optimieren.

Intensivwiederholungen

Das Training von Intensivwiederholungen ist eine weitere, sehr empfehlenswerte Muskelaufbau-Methode für den Hardgainer. Intensivwiederholungen bieten eine sehr gute Möglichkeit zur Steigerung der Trainingsintensität und damit zur Optimierung der gesetzten Wachstumsreize auf die Zielmuskulatur.

Diese Methode kommt dann zum Einsatz, wenn Sie innerhalb eines Satzes keine weitere Wiederholung mehr aus eigener Kraft schaffen und die Übung somit beenden müssten. Zu diesem Zeitpunkt schlägt die Stunde der Intensivwiederholungen.

Mit Hilfe eines Trainingspartners, beispielsweise beim Bankdrücken mit der Langhantel (Seite 138), oder durch eigene Unterstützung, zum Beispiel beim Konzentrationscurl (Seite 176), gehen Sie über den Punkt hinaus, an dem nichts mehr geht. Je nach Übung unterstützt Ihr Trainingspartner beziehungsweise Sie selber, die Aufwärtsbewegung der Hantel gerade soviel, dass es Ihnen nur durch größte Anstrengung möglich ist, diese Wiederholung abzuschließen. Eine bis drei Intensivwiederholungen im letzten Satz einer Übung verpassen Ihren Muskeln hochintensive Wachstumsreize.

Damit Intensivwiederholungen mit optimaler Effektivität trainiert werden, ist es sehr wichtig, dass Ihr Trainingspartner Ihnen nicht die Arbeit abnimmt. Er darf Sie gerade soviel unterstützen, dass Sie die Wiederholung gerade eben noch schaffen. Auf der anderen Seite sollte Ihr Partner Sie auch nicht „verhungern" lassen, sprich während der Wiederholung nur so wenig Hilfestellung geben, dass Ihnen die Kraft ausgeht und er schließlich das Gewicht fast alleine nach oben reißen muss. Wie der Name es schon sagt, soll die Anwendung dieser Methode das Training intensiver und nicht einfacher machen. Für das Erzielen des vollen Nutzeffektes von Intensivwiederholungen für das Muskelwachstum braucht es einen einfühlsamen und gut auf Sie eingestellten Partner.

Intensivwiederholungen sollten immer im Anschluss an einige, aus eigener Kraft trainierten Wiederholungen gemacht werden. Wenn Sie nicht mindestens 6 Wiederholungen alleine bewältigen, ist das Gewicht zu schwer. Um die Überlastung Ihres Organismus zu vermeiden, begrenzen Sie das Training von Intensivwiederholungen am besten auf den letzten Satz einer Übung, machen Sie nicht in jeder Übung für eine Muskelgruppe Intensivwiederholungen, und bringen Sie diese intensitätssteigernde Methode nur in jeder zweiten bis dritten Trainingseinheit für eine Körperpartie zum Einsatz.

Instinktivprinzip

Das Instinktivprinzip ist so etwas wie das „Königsprinzip" im Bodybuilding. Jeder erfolgreiche Athlet versteht die Kunst, die als Reaktion auf unterschiedliche Trainings- und Ernährungsstrategien ausgesendeten Signale seines Körpers zu deuten und entsprechende Anpassungen in die Praxis umzusetzen.

Der eine schwört auf schwere Gewichte und wenig Wiederholungen pro Satz, der andere wiederum bevorzugt eher mittelschwere Gewichte und höhere

Wiederholungszahlen für die einzelnen Sätze, um bestmögliche Ergebnisse im Muskelaufbau zu erzielen. Weitere mögliche Unterschiede in der persönlichen Trainingsstrategie können sich außerdem auf die Trainingshäufigkeit, den Trainingsumfang, die Übungsauswahl und die eingesetzten Methoden beziehen. Für die Ernährung gilt das Gleiche. Auch hier bestehen deutliche Unterschiede zwischen den Athleten, beispielsweise bezüglich der Nährstoffrelation und der Lebensmittelauswahl.

Obwohl ich von der Wirksamkeit der in diesem Buch gezeigten, beispielhaften Trainings- und Ernährungspläne für den Hardgainer überzeugt bin und die Inhalte am eigenen Leibe in der Praxis erfolgreich für das Muskelwachstum eingesetzt habe, sollten die gemachten Empfehlungen grundsätzlich nur als Leitfaden für Ihre eigene, individuelle Strategie zum Aufbau von massiven und kompakten Muskeln angesehen werden. Sie müssen sich die Mühe machen, mit unterschiedlichen Trainings- und Ernährungsansätzen in der Praxis zu experimentieren. Beobachten Sie dabei genau Ihre körperlichen und geistigen Reaktionen nach dem Training beziehungsweise nach der Absolvierung einiger Trainingseinheiten. Manche Reaktionen, wie beispielsweise das Gefühl nach dem Training, lassen sich schnell deuten. Fühlen Sie sich im Anschluss an eine Trainingseinheit voller Energie und Tatendrang, oder sind Sie eher müde und ausgelaugt? Ergreifen Sie entsprechende Maßnahmen, das heißt, passen Sie beispielsweise Trainingshäufigkeit und Intensität Ihrem Leistungsvermögen und den täglich zu erledigenden Aufgaben an und überprüfen Sie Ihre Ernährung. Andere körperliche Reaktionen, wie zum Beispiel der Aufbau von neuer Muskelmasse, benötigen längere Zeiträume zur Erfolgskontrolle einer bestimmten Trainings- oder Ernährungsweise. 6 Wochen gelten diesbezüglich als kleinste Zeitspanne. Experimentieren Sie so lange mit unterschiedlichen Trainings- und Ernährungsansätzen, bis Sie die für sich persönlich beste Strategie herausgefunden haben. Das macht zwar eine ganze Menge Arbeit und bringt Versuch und Irrtum mit sich, lohnt sich aber auf längere Sicht in jedem Fall.

Wenn Sie schließlich ein Meister in der Anwendung des Instinktivprinzips geworden sind, dann kommt es darauf an, die gewonnenen Erkenntnisse auch diszipliniert in die Praxis umzusetzen.

In der Folge werden Sie mit Sicherheit nicht nur großartige Fortschritte im Muskelaufbau verzeichnen können, sondern sich auch phantastisch fühlen!

5. Aerobes Training für Hardgainer?

Aerobes Training, also beispielsweise Laufen oder Radfahren, verbrennt eine ganze Menge an Kalorien. Aus diesem Grund werden solche Aktivitäten auch gerne in der Trainingspraxis von Bodybuildern berücksichtigt, die Körperfett abbauen beziehungsweise den Ansatz von Fettdepots unter Kontrolle halten möchten. In ihrem Bestreben, so definiert wie möglich zu werden, praktizieren manche Athleten das Ausdauertraining fünf- bis sechsmal wöchentlich, nicht selten dauert eine Einheit dabei bis zu einer Stunde. Sogar zweimal tägliches, aerobes Training steht bei manchen Sportskameraden für optimalen Körperfettabbau und das Erreichen von glasklarer Muskeldefiniton auf dem Programm.

Als Hardgainer müssen Sie in Ihren Überlegungen zum Pro und Kontra des aeroben Trainings allerdings Ihren von Natur aus sehr schnellen Stoffwechsel berücksichtigen. Etwas überspitzt gesagt, benötigt dieser Körpertyp jede Kalorie, die er seinem Organismus zuführt, für den Erhalt und den Aufbau von Muskelsubstanz. Es wäre also nur folgerichtig anzunehmen, dass der Hardgainer das aerobe Training gänzlich meiden sollte. Ganz so einfach ist es dann aber doch nicht. Ausdaueraktivitäten verbrennen nämlich nicht nur Kalorien, sondern zeigen einige andere, durchaus wünschenswerte Trainingseffekte für den Organismus, die jedem Athleten Vorteile bringen. Schauen wir uns diese positiven Begleiterscheinungen des aeroben Trainings einmal genauer an:

Beschleunigung der Regeneration

Leichtes aerobes Training direkt im Anschluss an eine sehr intensive Einheit mit den Gewichten ist eine der ersten und besten aktiven Erholungsmaßnahmen. Während des hochintensiven Gewichtstrainings werden nicht nur Muskeln, Sehnen, Bänder und Gelenke einer enormen Belastung ausgesetzt, auch die Psyche wird stark gefordert. Intensives Training verbraucht reichlich mentale Energie dafür, die für optimale Stimulation des Muskelwachstums nötigen

schweren Gewichte zu bewegen und bestehende Bestleistungen bezüglich der absolvierten Wiederholungen mit einem bestimmten Gewicht zu übertreffen.

Geben Sie sich daher nach der Arbeit mit den Gewichten etwas Zeit, um Ihren Organismus wieder auf Normalmaß runterzufahren. 5 bis 10 Minuten lockeres Ausradeln auf dem Ergometer sind aus meiner Sicht erste Wahl. Natürlich können Sie auch andere Trainingsgeräte, wie beispielsweise das Laufband oder den Stairmaster, für diese Form des aktiven Cool-Downs nutzen. Wichtig ist hierbei nur, dass Sie es mit der Dauer und der Intensität nicht übertreiben. Atmen Sie während der aeroben Aktivität tief ein und aus und überdenken Sie dabei noch einmal das vorangegangene Training. Falls es eine gute Einheit war, Sie über große Kraft verfügten und einen phantastischen Pumpeffekt in der Muskulatur spürten, freuen Sie sich über das Erreichte und streben Sie danach, es in der nächsten Trainingseinheit für die entsprechende Muskelgruppe sogar noch besser zu machen!

Während Sie tief atmend Ihre bevorzugte aerobe Aktivität praktizieren, nehmen Sie eine gute Portion Sauerstoff auf. Das ist sehr hilfreich dafür, die während des schweren Trainings mit Gewichten innerhalb der Muskulatur vermehrt anfallende Milchsäure wieder abzubauen. Auch das stark geforderte Herz-Kreislaufsystem bekommt durch leichte aerobe Aktivität nach dem Gewichtstraining die Möglichkeit, sich zu beruhigen. Falls Sie die Möglichkeit zur Messung Ihrer Herzfrequenz haben, werden Sie beobachten können, wie im Verlauf des mit niedriger Intensität praktizierten aeroben Trainings nach der hochintensiven Arbeit mit den Gewichten die Zahl der Pulsschläge pro Minute schrittweise und kontinuierlich sinkt.

Entspannung für die Psyche

Während des aeroben Trainings steigt die Blutzirkulation im Gehirn. Es werden vermehrt Endorphine und Serotonin ausgeschüttet.

Die erhöhte Konzentration dieser körpereigenen „Glückshormone" resultiert in einem wunderbaren Gefühl der Entspannung, nicht nur während des Laufens oder Radfahrens, sondern auch im Anschluss daran. Eine gute Richtlinie dafür, dass Sie bezüglich der Intensität des aeroben Trainings richtig liegen, ist Ihre Fähigkeit, während des Ausdauertrainings noch gut sprechen zu können, beispielsweise mit einem Trainingspartner.

Sie können das aerobe Training, wie beschrieben, als ein Mittel der aktiven Entspannung nach dem Gewichtstraining einsetzen. Eine andere Möglichkeit zur Berücksichtigung des Ausdauertrainings in Ihrem Trainingsplan wäre die zeitliche Organisation des aeroben Trainings unabhängig vom Gewichtstraining. Aus eigener Erfahrung heraus empfehle ich das aerobe Training frühmorgens vor dem Frühstück. Wenn Sie die Möglichkeit dazu haben, Ausdauertraining in der freien Natur zu machen, so wäre das ideal. Es gibt wohl kaum etwas Entspannenderes als einen lockeren, morgendlichen Waldlauf, bei dem Sie die erwachende Natur wahrnehmen und Ihren Organismus mit Sauerstoff durchfluten.

Stärkung des Immunsystems

Aerobes Training ist eine ausgezeichnete Möglichkeit dafür, Ihr Immunsystem zu kräftigen. Dadurch kann der Entstehung von Krankheiten besser vorgebeugt werden. Aber auch hier gilt die Devise, es nicht zu übertreiben. Zu häufiges und mit sehr hoher Intensität praktiziertes aerobes Training resultiert nämlich im entgegengesetzten Effekt, sprich der Körper wird anfälliger für Infektionen und andere Erkrankungen. Dennoch besteht kein Grund zur Sorge. Wenn Sie sich an die in diesem Buch gemachten Empfehlungen zur Häufigkeit, Dauer und Intensität des aeroben Trainings halten, dann profitiert das Immunsystem in jedem Fall davon.

Verbesserte Versorgung der Zellen mit Sauerstoff und Nährstoffen

Etwa 5 Milliarden Kapillare, das sind Endverzweigungen der Hauptblutgefäße, dienen dazu, die Körperzellen mit Sauerstoff und Nährstoffen zu versorgen. Durch aerobes Training kann die Sauerstoff- und Nährstoffversorgung auf dreierlei Weise verbessert werden: Es werden neue Kapillare gebildet, bestehende Kapillare werden verlängert, und bisher nicht aktive Kapillare werden erschlossen.

Kräftigung und Schutz des Herzens

Regelmäßiges aerobes Training ist sehr effektiv dafür, das Herz in seiner Funktion zu kräftigen. Das Herz als unser wichtigster Muskel wird durch Ausdauertraining größer, stärker und leistungsfähiger.

In der Folge kann der Lebensmotor des menschlichen Körpers mit einem Schlag mehr Blut durch den Körper pumpen als ein untrainiertes, schwaches Herz. Das Herz von gut ausdauertrainierten Athleten schlägt in der Regel zwischen 40 und 45mal pro Minute. Im Vergleich hierzu gilt für den Nichtsportler eine Herzschlagfrequenz von 60 bis 80 Schlägen pro Minute als normal. Durch regelmäßiges Ausdauertraining arbeitet das Herz also ökonomischer.

Regelmäßiges aerobes Training senkt auch das Risiko dafür, an Arteriosklerose zu erkranken. Die Ablagerung von Cholesterin und Kalzium an den Innenwänden der Herzkranzgefäße (Koronararterien) kann mit der Zeit zur Verstopfung derselben und in der Folge zu einem Herzinfarkt führen. Ausdauertraining hebt den Anteil an „gutem", gefäßschützendem HDL-Cholesterin (high–density–lipoprotein) und senkt den Gehalt an „schlechtem", gesundheitsgefährdendem LDL-Cholesterin (low-density-lipoprotein) im Blut. Aus diesem Grund eignet sich aerobes Training sehr gut dafür, vorbeugend gegen die Verstopfung der Herzkranzgefäße zu wirken. Es ist sogar möglich, bereits bestehende Verkalkungen der Koronararterien durch Ausdauertraining teilweise wieder aufzulösen, sprich abzubauen.

Erhöhte Leistungsfähigkeit im Gewichtstraining

Als ambitionierter Bodybuilder wissen Sie durch eigenes Erleben, wie es sich anfühlt, mit schweren Gewichten und höchster Intensität zu trainieren. Können Sie sich noch an Ihren letzten schweren Satz Kniebeugen mit der Langhantel (Seite 128) erinnern und daran, wie Sie zum Abschluss der zehnten Wiederholung nach Luft schnappten? In solchen Momenten ist es von großem Vorteil, wenn Ihr Herz-Kreislaufsystem gut trainiert ist. Dann können Sie sicher sein, dass es Ihre Muskeln sind, die während eines intensiven Satzes oder der Anwendung von intensitätssteigernden Trainingsmethoden, wie beispielsweise abnehmenden Sätzen, den Dienst verweigern und Sie den Satz nicht aus dem Grunde beenden müssen, weil Sie keine Luft mehr bekommen.

Diese Beschreibung der positiven Effekte, die aerobes Training für den Bodybuilder zeigt, sollte Sie davon überzeugt haben, das Ausdauertraining als ergänzende Aktivität zur Arbeit mit den Gewichten in Ihren Trainingsplan einzubauen.

Natürlich müssen Sie dabei, wie eingangs erwähnt, immer berücksichtigen, dass Sie ein Hardgainer sind. Meine Empfehlung geht dahin, dass Hardgainer zwar durchaus aerob trainieren sollten, die Häufigkeit des gezielten Ausdauertrainings aber auf ein Maximum von zwei wöchentlichen Einheiten begrenzen sollte, zuzüglich jeweils fünf Minuten aerober Aktivität vor und nach dem Gewichtstraining. Die einzelnen aeroben Trainingseinheiten sollten jeweils 30 Minuten nicht überschreiten und mit moderater Intensität praktiziert werden, damit der Organismus des Hardgainers nicht durch zu lange und zu intensive Ausdaueraktivitäten überfordert wird.

6. Die optimale Trainingshäufigkeit für den Hardgainer

Für den Fall, dass Sie bereits aktiver Bodybuilder sind, dann kennen Sie das Hochgefühl, das sich nach einer harten Trainingseinheit einstellt. Wenn Sie nach dem Training unter der Dusche stehen, spüren Sie, wie Ihre Muskeln straff und aufgepumpt sind. In der Gewissheit, in der vorausgegangenen Trainingseinheit Ihr Bestes gegeben zu haben, fühlen Sie sich körperlich und geistig einfach großartig. Das Training war sehr intensiv. Sie sind sich dessen bewusst, mit der vorher absolvierten Einheit wieder einen Baustein für den Aufbau neuer Muskelmasse gelegt zu haben. Ohne Frage ist härtestes Training eine Grundvoraussetzung dafür, dass Sie Ihre Bodybuilding-Ziele erreichen. Allerdings ist es für den Trainingsfortschritt genauso wichtig, dem Organismus im Anschluss an das Training genügend Zeit für Ruhe und Entspannung zu geben. In dieser Ruhephase nach dem Training passen sich nämlich die Muskelfasern mit Verdickung (Hypertrophie) auf die durch die Belastung ausgelösten Reize an. Denken Sie an die unumstößliche, in Stein gemeißelte Regel im Bodybuilding:

Muskeln wachsen niemals während des Trainings, sondern immer erst in der Ruhephase im Anschluss an das Training!

Aus dieser Tatsache wird die entscheidende Bedeutung dafür ersichtlich, den Wechsel zwischen Belastung (Training) und Entlastung (Erholung) dahingehend zu optimieren, dass nach einer Trainingseinheit auch tatsächlich die Verdickung der Muskelfasern stattfinden kann.

Nur wenn der zeitliche Abstand zwischen zwei Trainingseinheiten für eine Muskelgruppe so organisiert ist, dass der Organismus die im Training abgebauten Nährstoffe und den Substanzverlust ausgleichen kann, wird der Körper in die für den Trainingserfolg, sprich den Muskelaufbau alles entscheidende Phase der Superkompensation („überschießende Wiederherstellung“)

übergehen. Nach dem Training ist der Organismus zunächst darum bemüht, den vor dem Training erreichten Zustand wiederherzustellen. Erst wenn das erreicht ist, kann die Phase der Superkompensation beginnen, in der neues Muskelgewebe gebildet wird. Im Idealfall erfolgt der erneute Trainingsreiz für eine Muskelgruppe auf dem Höhepunkt der Superkompensation. Auf der anderen Seite darf der zeitliche Abstand zwischen zwei Trainingseinheiten für eine Muskelgruppe nicht zu lang sein. Dann würde der Höhepunkt der Superkompensation überschritten, und optimaler Muskelaufbau könnte nicht stattfinden. Das heißt, weder zu kurze noch zu lange zeitliche Abstände in der Trainingshäufigkeit sind dem erfolgreichen Aufbau von Muskelmasse zuträglich. Die alles entscheidende Frage für den erfolgreichen Muskelaufbau lautet demzufolge:

„Wie lange soll nach dem Training pausiert werden, bis der Höhepunkt der Superkompensation erreicht ist und eine erneute Trainingseinheit zu bestmöglichen Ergebnissen im Muskelaufbau führt?“

So gültig das Prinzip der Superkompensation auch für die optimierte Organisation des Trainingsprogramms ist, so kann diese Frage nur grundsätzlich beantwortet werden. Athleten unterscheiden sich untereinander beispielsweise hinsichtlich der Zielsetzung, des Körpertyps, der Ernährungs- und Schlafgewohnheiten sowie der bestehenden Verpflichtungen durch Beruf und Familie.

Für den Hardgainer mit dem Ziel des Masseaufbaus gilt meines Erachtens ein zeitlicher Abstand von mindestens 3 bis maximal 8 Tagen zwischen den Trainingseinheiten für eine Muskelgruppe als empfehlenswerte Richtlinie. Bezüglich der Trainingshäufigkeit darf dabei auch nicht vergessen werden, dass intensives Gewichtstraining nicht nur die in der Trainingseinheit belastete(n) Muskelgruppe(n), sondern Körper und Geist immer insgesamt als Einheit fordert.

Außerdem kommt es beim Training einzelner Muskelgruppen auch häufig zu einem gewissen Überlappungseffekt zwischen den Muskelgruppen. So werden beispielsweise durch Druckübungen während des Brusttrainings, wie beim Bankdrücken mit der Langhantel (Seite 138) und dem Schrägbankdrücken mit der Langhantel (Seite 140), auch die Schultermuskeln, speziell der vordere Bereich der Schultern, belastet. Während eines intensiven Rückentrainings, in dem breite Klimmzüge (Seite 148) oder andere Zugübungen mit hoher Intensität absolviert werden, greifen die Bizepsmuskeln unterstützend in die Bewegung ein.

Bezüglich der Trainingshäufigkeit für eine Muskelgruppe empfehle ich Ihnen, auf die Signale Ihres Körpers zu hören und das Instinktivprinzip (Seite 109) anzuwenden. Falls Training ansteht und Sie in der entsprechenden Muskelgruppe noch Muskelkater verspüren, dann verschieben Sie die geplante Trainingseinheit lieber noch um einen oder zwei Tage. Der ziehende Schmerz des Muskelkaters resultiert aus feinsten Einrissen in den Muskelfasern, so genannten Mikrotraumen, die durch das intensive Training hervorgerufen werden. Diese kleinen Verletzungen innerhalb der Muskelfasern müssen erst vollständig „gekittet" werden, bevor eine erneute Trainingseinheit ratsam ist. Nicht nur, dass das Training einer Muskelgruppe, in der noch Muskelkater spürbar ist, kontraproduktiv für das Erzielen von Hypertrophie ist, auch die Verletzungsgefahr steigt, wenn eine nicht vollständig regenerierte Muskelgruppe zu früh wieder belastet wird.

Die beispielhaften Trainingspläne für den Hardgainer unter Berücksichtigung der Leistungsstufe des Athleten auf den Seiten 120 bis 125 dienen Ihnen als Leitfaden für Ihre Trainingsplanung. So effektiv diese beispielhaften Trainingspläne auch sind, so wichtig ist es dennoch, dass Sie eventuell erforderliche Anpassungen bezüglich der Trainingshäufigkeit, der Übungsauswahl, der Satzzahlen pro Übung, der Wiederholungszahlen pro Satz und der eingesetzten Methoden vornehmen. Und zwar so lange, bis Sie schließlich den auf Ihre ganz persönlichen körperlichen und zeitlichen Voraussetzungen optimal zugeschnittenen Trainingsplan gefunden haben.

7. Beispielhafte Trainingspläne für Hardgainer in Abstimmung auf die Leistungsstufe

Beginner
(0 bis 6 Monate Trainingserfahrung)

Trainingshäufigkeit: 2x pro Woche
Trainings-System: Ganzkörpertraining

Beispielhafter Wochenrhythmus
Tag 1: Training
Tag 2: Pause
Tag 3: Pause
Tag 4: Training
Tag 5: Pause
Tag 6: Pause
Tag 7: Pause

Muskelgruppe	Übung	Sätze	WH	Methode
Beine	Kniebeugen mit der Langhantel	2	10-15	Pyramide
Brust	Bankdrücken mit der Langhantel	2	10-15	Pyramide
Rücken	Kreuzheben mit der Langhantel	2	10-15	Pyramide
Schultern	Nackendrücken mit der Langhantel	2	10-15	Pyramide

Bizeps	Langhantelcurl	2	10-15	Pyramide
Trizeps	Trizepsdrücken liegend mit der Langhantel	2	10-15	Pyramide
Bauch	Crunch auf der Flachbank	2	20-25	ohne Gewicht

+ Vor den eigentlichen Trainingssätzen einen leichten Satz zu 10 bis 15 WH machen.

+ Aerobes Training wahlweise direkt nach dem Gewichtstraining oder an trainingsfreien Tagen zweimal pro Woche für jeweils 20 Minuten mit leichter bis mittlerer Intensität absolvieren.

Fortgeschrittene (6 Monate bis 1,5 Jahre Trainingserfahrung)

Trainingshäufigkeit: 3x pro Woche
Trainings-System: 3-Tage Split-Programm

Beispielhafter Wochenrhythmus:
Tag 1: Brust / Trizeps / Waden
Tag 2: Pause
Tag 3: Beine / Bizeps / Bauch
Tag 4: Pause
Tag 5: Schultern / Rücken / Waden
Tag 6: Pause
Tag 7: Pause

Muskelgruppe	Übung	Sätze	WH	Methode
Brust/Trizeps	Bankdrücken mit der Langhantel	2-3	6-10*	Pyramide
	Fliegende Bewegungen auf der Schrägbank	2	10-15	Pyramide
	Dips am Holm	2	6-10.	Eventuell mit Gewicht
	Trizepsdrücken einarmig im Sitzen mit der Kurzhantel	2	10-15	Pyramide
Waden	Wadenheben stehend	2-3	15-20	Pyramide
Beine	Kniebeugen mit der Langhantel	3	6-10	Pyramide
	Kreuzheben mit leicht angewinkelten Knien	2-3	10-15	Pyramide
Bizeps	Langhantelcurl	3	6-10*	Pyramide
	Schrägbankcurl	2	10-15	Pyramide
Bauch	Beinheben liegend auf der Flachbank	2	25-35	Supersatz mit
	Crunch auf der Flachbank	2	30-30	ohne Gewicht
Schultern	Nackendrücken mit der Langhantel	3	6-10*	Pyramide
	Seitheben sitzend	2	6-10	Pyramide
	Seitheben vorgebeugt auf der Schrägbank	2	10-15	Pyramide
Rücken	Breite Klimmzüge	3	max.	ohne Gewicht
	Vorgebeugtes Rudern mit der Langhantel	2-3	6-10	Pyramide
	Kurzhantelrudern einarmig	2	10-15	Pyramide

+ Vor den schweren Trainingssätzen einen oder zwei leichte Sätze zu 10 bis 15 WH machen.

+ * = Falls ein Trainingspartner vorhanden, in jedem zweiten oder dritten Training im letzten Satz eine bis drei Intensivwiederholungen anschließen, insgesamt nicht über 10 Wiederholungen machen.

+ Aerobes Training wahlweise direkt nach dem Gewichtstraining oder an den trainingsfreien Tagen zweimal pro Woche für jeweils 20 bis 30 Minuten mit niedriger bis mittlerer Intensität absolvieren.

+ Supersatz = Direkt nach Abschluss eines Satzes der ersten Übung folgt ein Satz der zweiten Übung. Erst danach wird pausiert und anschließend wieder mit der ersten Übung begonnen.

Weit Fortgeschrittene
(ab 1,5 Jahren Trainingserfahrung)

Trainingshäufigkeit: 4x pro Woche
Trainings-System: 4-Tage-Split-Programm

Beispielhafter Wochenryhthmus
Tag 1: Brust / Trizeps / Waden
Tag 2: Beine / Bizeps / Bauch
Tag 3: Pause
Tag 4: Schultern / Waden
Tag 5: Rücken / Bauch
Tag 6: Pause
Tag 7: Pause

Muskelgruppe	Übung	Sätze	WH	Methode
Brust / Trizeps	Schrägbankdrücken mit der Langhantel	3	6-10*	umgekehrte Pyramide
	Fliegende Bewegungen auf der Flachbank	2	10-15	Pyramide
	Engbankdrücken	2	6-10*	Pyramide
	Dips am Holm	2-3	max.	ohne Gewicht
	Trizepsdrücken liegend mit der Langhantel	2	10-15	Pyramide
Waden	Wadenheben sitzend	2	15-20	Pyramide
	Wadenheben an der Beinpresse	2	15-20	Pyramide
Beine	Beincurl	2	6-10	umgekehrte Pyramide
	Beinpressen	2	10-15	Pyramide
	Kniebeugen mit der Langhantel	3	6-10*	Pyramide
	Beinstrecken	2	6-10	umgekehrte Pyramide
Bizeps	Konzentrationscurl	2	10-15	Pyramide
	Langhantelcurl	2-3	6-10*	umgekehrte Pyramide
	Schrägbankcurl	2	6-10	Pyramide
Bauch	Beinheben hängend	2	15-25	Supersatz mit
	Crunch auf der Flachbank	2	30-40	ohne Gewicht
Schultern	Nackendrücken mit der Langhantel	3	6-10*	umgekehrte Pyramide

	Seitheben sitzend	1-2	6-15	abnehmende Sätze zu 3-4 Stufen
	Kurzhanteldrücken	2	6-10	Pyramide
	Rudern stehend	2	6-10	Pyramide
	Seitheben vorgebeugt auf der Schrägbank	2	10-15	Pyramide
Rücken	Breite Klimmzüge	3	max.	ohne Gewicht
	Kreuzheben mit der Langhantel	3	6-10	Pyramide
	Kurzhantelrudern einarmig	2	6-10	Pyramide
	Überzüge mit der SZ-Stange	2	6-10	Pyramide
	Schulterheben mit der Langhantel	2	10-15	Pyramide

+ Vor den schweren Trainingssätzen einen oder zwei leichte Sätze zu 10 bis 15 WH machen.

+ * = Falls Trainingspartner vorhanden, in jedem zweiten bis dritten Training im letzten Satz eine bis drei Intensivwiederholungen anschließen.

+ Aerobes Training wahlweise direkt nach dem Gewichtstraining oder an den trainingsfreien Tagen zweimal wöchentlich zu jeweils 20 bis 30 Minuten mit niedriger bis mittlerer Intensität absolvieren.

+ Supersatz = Direkt nach Abschluss eines Satzes der ersten Übung folgt ein Satz der zweiten Übung. Erst danach wird pausiert und anschließend wieder mit der ersten Übung begonnen.

8. Goldene Regeln für das Training des Hardgainers

- Training mit schweren Gewichten und 6 bis 10 Wiederholungen pro Satz bevorzugen.

- Freien Gewichten den Vorrang gegenüber Maschinen geben.

- Aerobes Training nicht häufiger als zweimal pro Woche für jeweils maximal 30 Minuten und niedriger bis mittlerer Intensität absolvieren.

- Trainingshäufigkeit mit den Gewichten auf maximal viermal pro Woche begrenzen.

- Maximale Dauer einer Trainingseinheit 60 bis 75 Minuten.

- Intensitätssteigernde Methoden einsetzen.

- Ab Fortgeschrittenenstatus das Instinktivprinzip zur Anwendung bringen.

- Grundregel des Trainings: Kurz – Hart – Konzentriert!

Anhang 1:
Alle Übungen im Bild

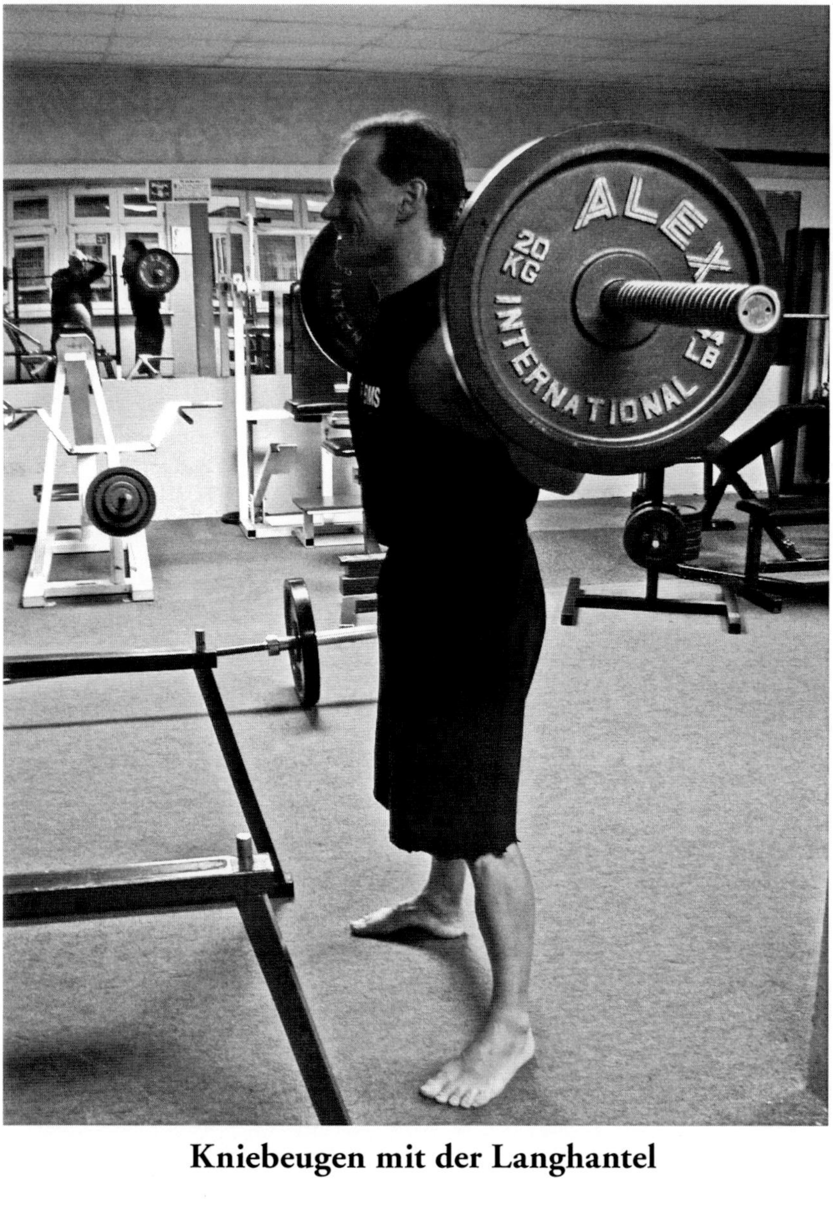

Kniebeugen mit der Langhantel

Tipps zur korrekten Technik:

- Halten Sie die Füße immer flach auf dem Boden. Falls Ihnen das schwer fallen sollte, wählen Sie einen breiten Stand (siehe Foto) oder legen sich zwei Kurzhantelscheiben unter die Füße.
- Halten Sie den Rücken während der Bewegung möglichst gerade.
- Schauen Sie immer geradeaus, nicht nach unten oder oben.
- Machen Sie keine X – oder O – Stellung in den Kniegelenken.
- Beim Aufrichten ausatmen.

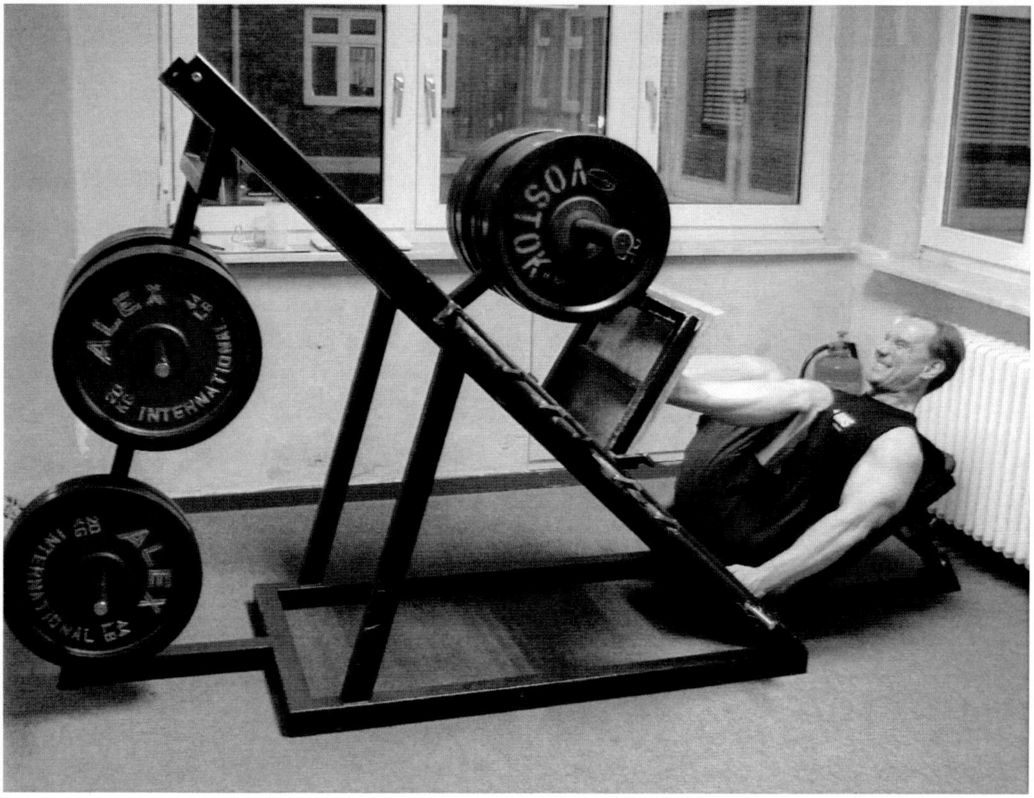

Beinpressen

Tipps zur korrekten Technik:

- Drücken Sie die Fersen während der Bewegung immer auf die Geräteplatte.
- Eng zusammengehaltene Füße trainieren besonders gut die Pomuskulatur.
- Halten Sie die Knie immer in einer Linie mit den Fußspitzen. Vermeiden Sie die X- oder O-Stellung der Kniegelenke.
- Heben Sie den Po am tiefsten Punkt der Bewegung nicht vom Polster ab.
- Beim Hochdrücken des Gewichts ausatmen.

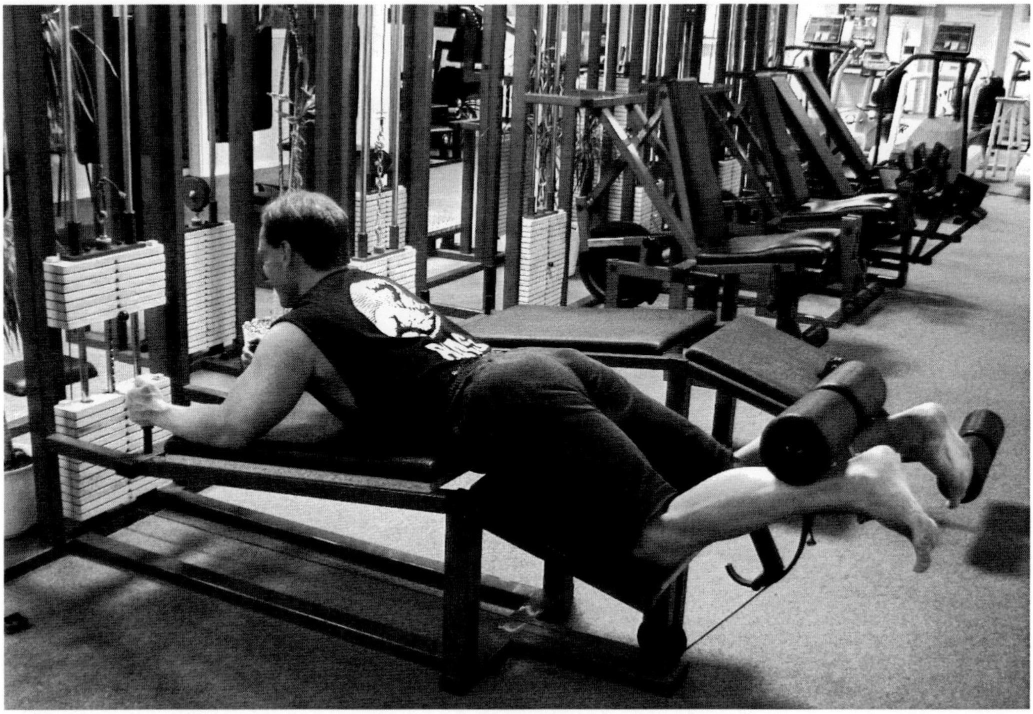

Beincurl

Tipps zur korrekten Technik:

- Drücken Sie die Hüften während der Bewegung immer auf die Geräteplatte, heben Sie den Po nicht ab.
- Bringen Sie die Gewichtsscheiben am tiefsten Punkt der Bewegung nicht in Kontakt mit dem Gewichtsschlitten, sondern stoppen Sie ca. einen Zentimeter, bevor es hier zu einem Kontakt kommt.
- Während der Aufwärtsbewegung ausatmen.

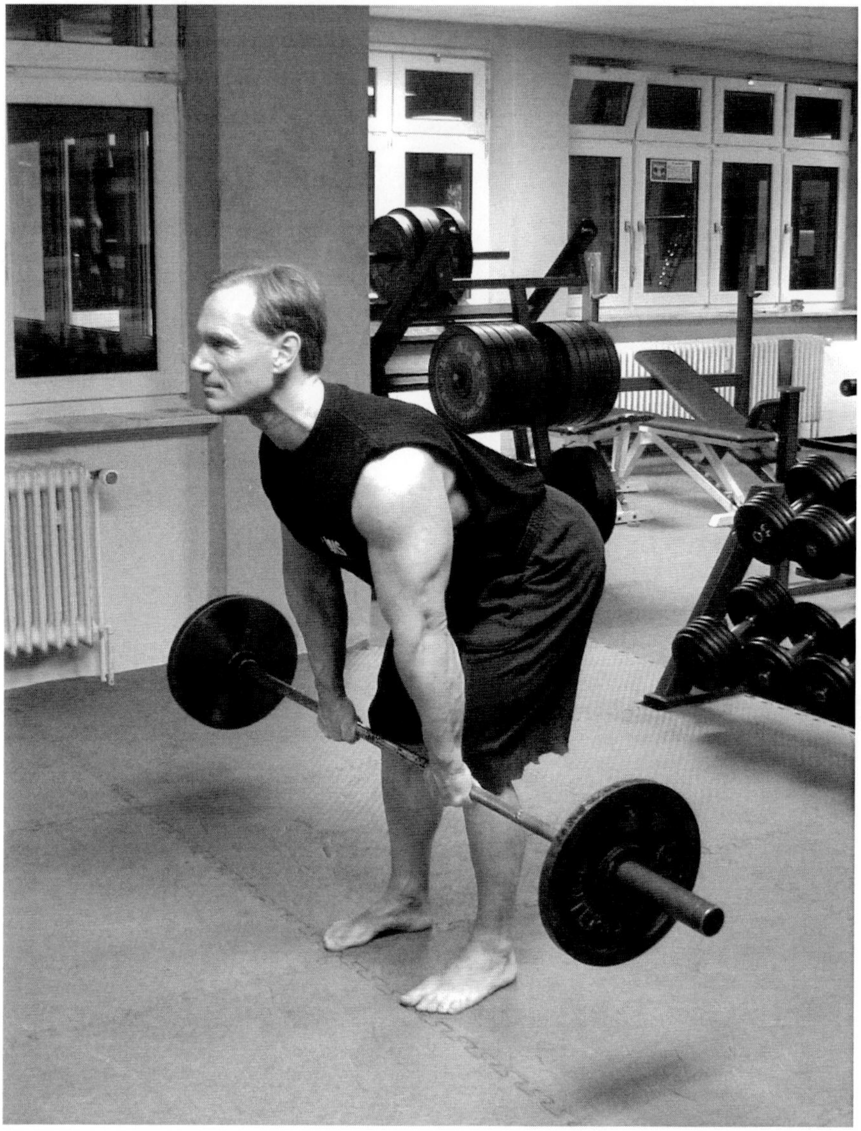

Kreuzheben mit leicht angewinkelten Knien

Tipps zur korrekten Technik:

- Halten Sie den Rücken während der Bewegung stets gerade und durchgedrückt.
- Blicken Sie immer geradeaus, nicht nach oben oder unten.
- Verlagern Sie während der Bewegungsausführung Ihr Körpergewicht auf die Fersen.
- Beim Anheben des Gewichts ausatmen.

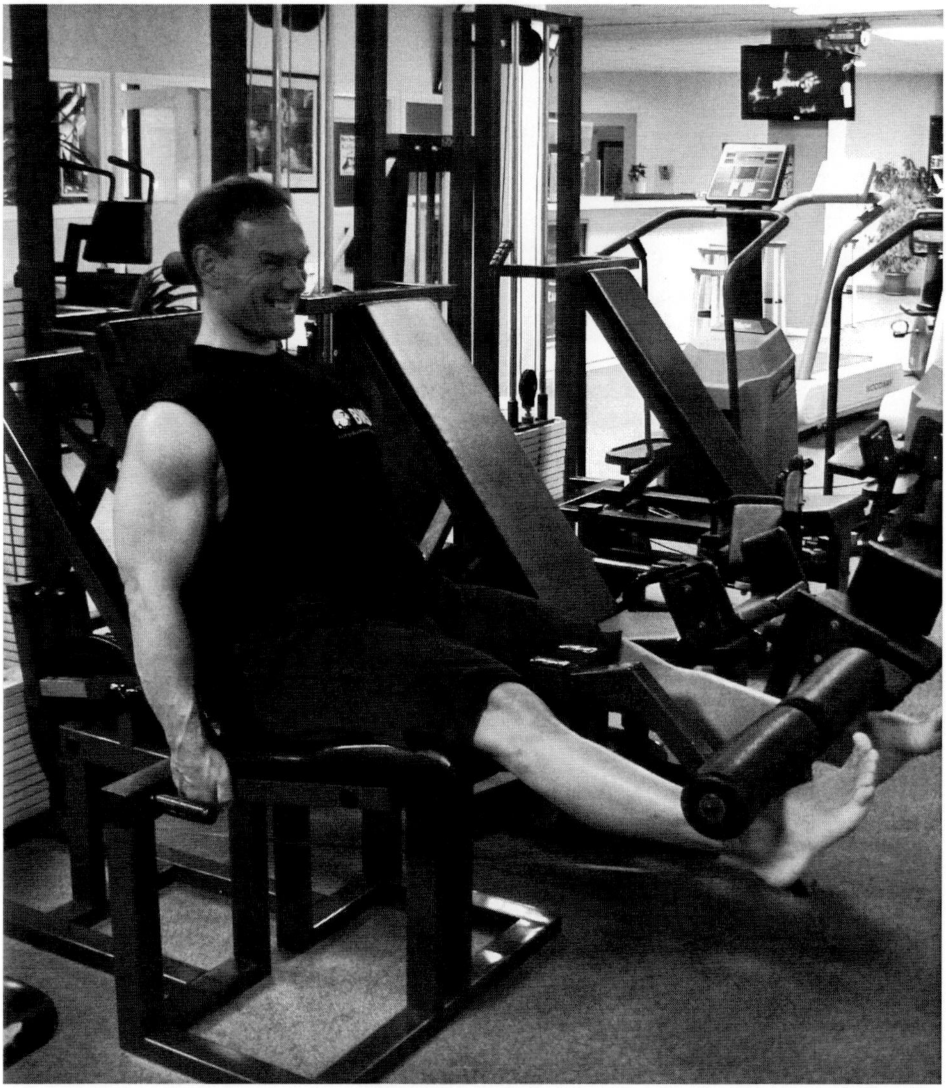

Beinstrecken

Tipps zur korrekten Technik:

- Halten Sie den Po während der Bewegungsausführung stets in Kontakt mit dem Sitzpolster.
- Heben Sie den unteren Rückenbereich nicht von der Rückenlehne ab.
- Vermeiden Sie am tiefsten Punkt der Bewegung das Aufsetzen der Gewichtsscheiben mit dem Gewichtsschlitten. Stoppen Sie ca. einen Zentimeter, bevor es hier zum Kontakt kommt.
- Während der Aufwärtsbewegung ausatmen.

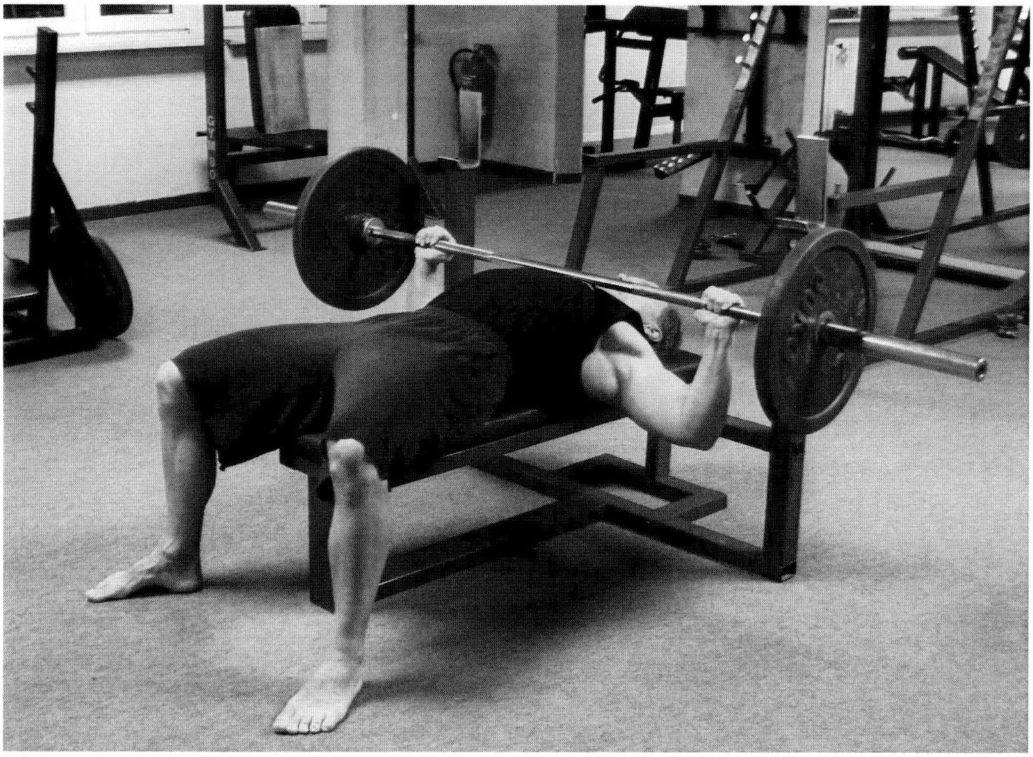

Bankdrücken mit der Langhantel

Tipps zur korrekten Technik:

- Ziehen Sie die Ellenbogen während der Abwärtsbewegung leicht nach hinten.
- Senken Sie die Hantel soweit nach unten ab, bis diese Kontakt mit Ihrem Brustkorb bekommt.
- Federn Sie das Gewicht am tiefsten Punkt der Bewegung nicht vom Brustkorb ab, drücken Sie die Hantel kontrolliert zurück in die Ausgangsposition mit gestreckten Armen.
- Halten Sie den Po stets in Kontakt mit dem Bankpolster.
- Beim Hochdrücken des Gewichts ausatmen.

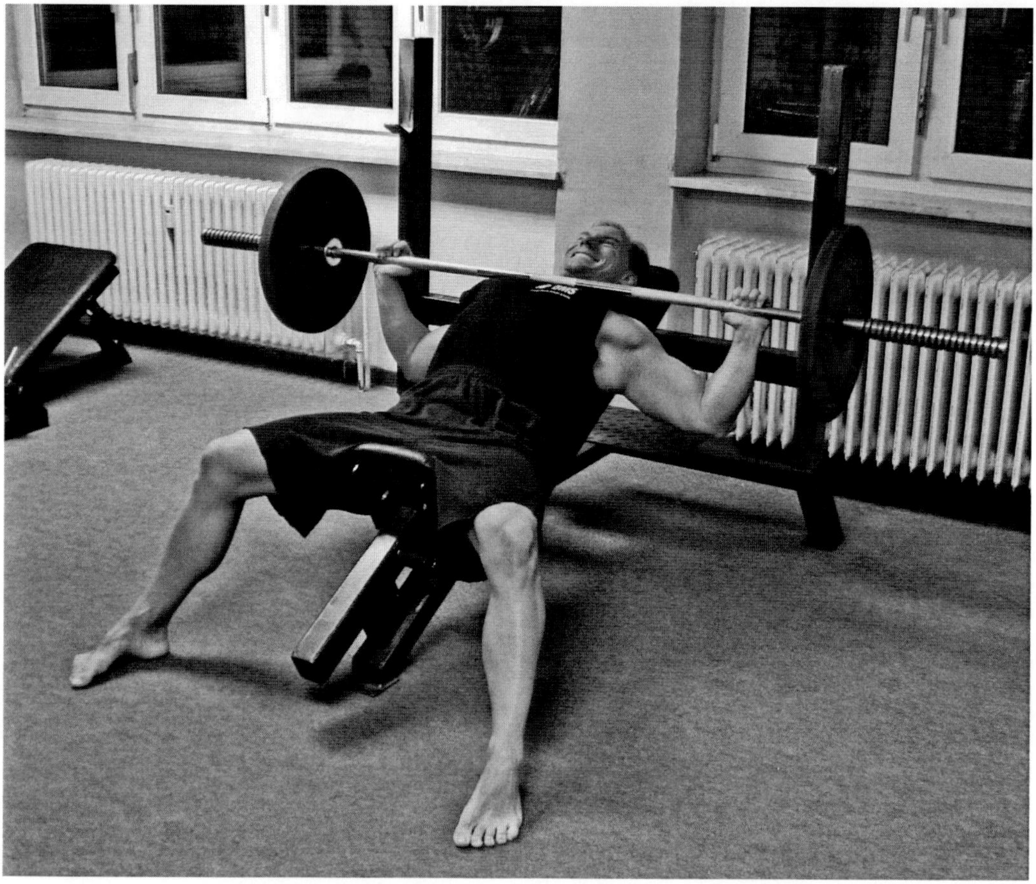

Schrägbankdrücken mit der Langhantel

Tipps zur korrekten Technik:

- Ziehen Sie die Ellenbogen während der Abwärtsbewegung leicht nach hinten.
- Senken Sie die Hantel soweit nach unten ab, bis diese Kontakt mit Ihren oberen Brustmuskeln bekommt.
- Federn Sie das Gewicht vom tiefsten Punkt der Bewegung nicht vom Brustkorb ab, sondern drücken Sie die Hantel kontrolliert zurück in die Ausgangsposition mit gestreckten Armen.
- Heben Sie den Po nicht vom Bankpolster ab.
- Beim Hochdrücken der Hantel ausatmen.

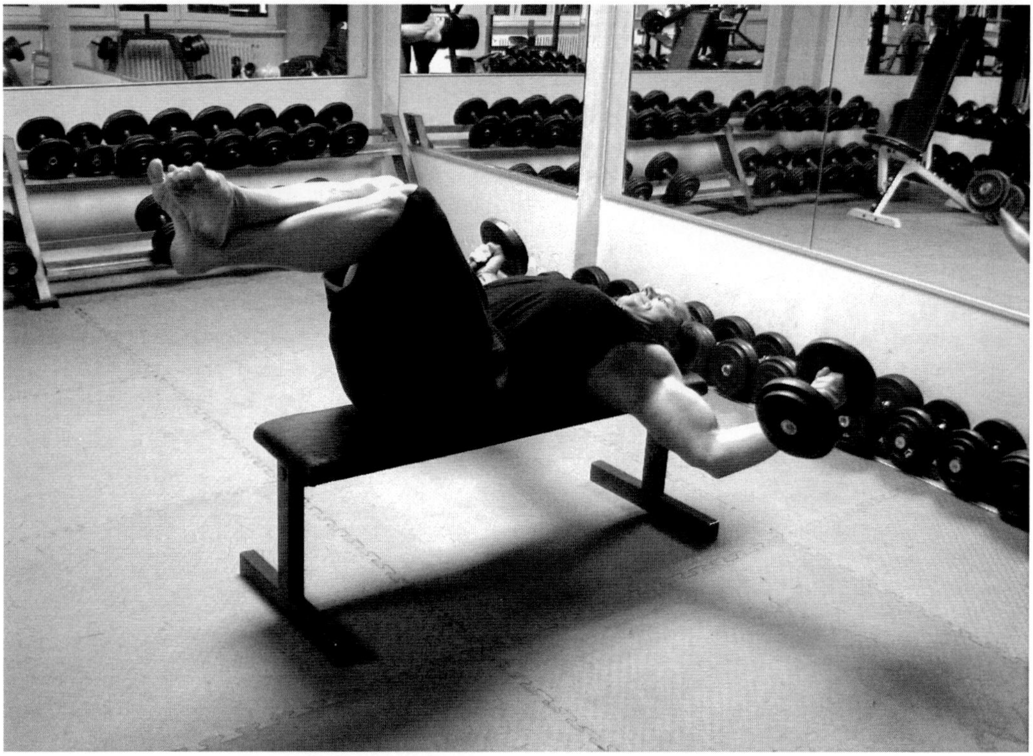

Fliegende Bewegungen auf der Flachbank

Tipps zur korrekten Technik:

- Halten Sie die Ellenbogen während der Bewegung leicht angewinkelt.
- Bewegen Sie Schultern, Ellenbogen und Handgelenke während der Übungsausführung in einer Linie.
- Ziehen Sie die Oberschenkel in Richtung Brustkorb und winkeln Sie die Kniegelenke an.
- Halten Sie den unteren Rückenbereich stets in Kontakt mit dem Bankpolster.
- Während der Aufwärtsbewegung ausatmen.

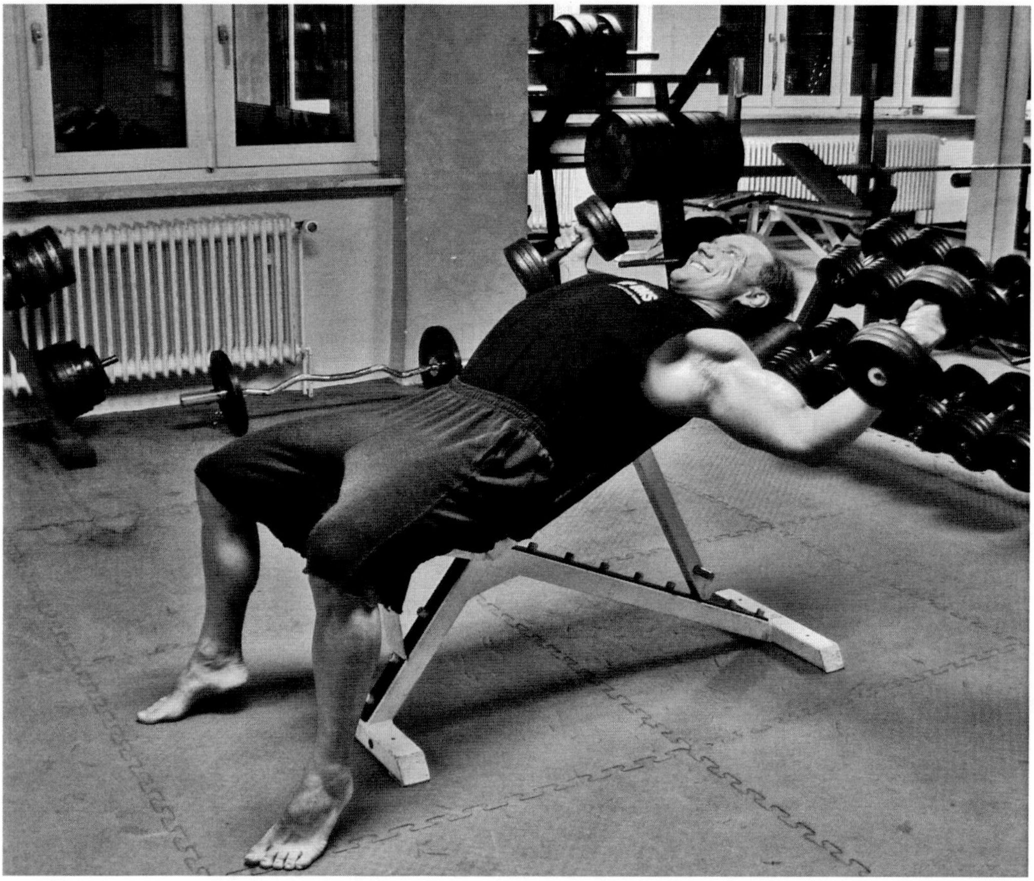

Fliegende Bewegungen auf der Schrägbank

Tipps zur korrekten Technik:

- Winkeln Sie die Ellenbogen während der Bewegung leicht an.
- Halten Sie Schultern, Ellenbogen und Handgelenke während der Übungsausführung in einer Linie.
- Heben Sie den Po nicht vom Bankpolster ab.
- Während der Aufwärtsbewegung ausatmen.

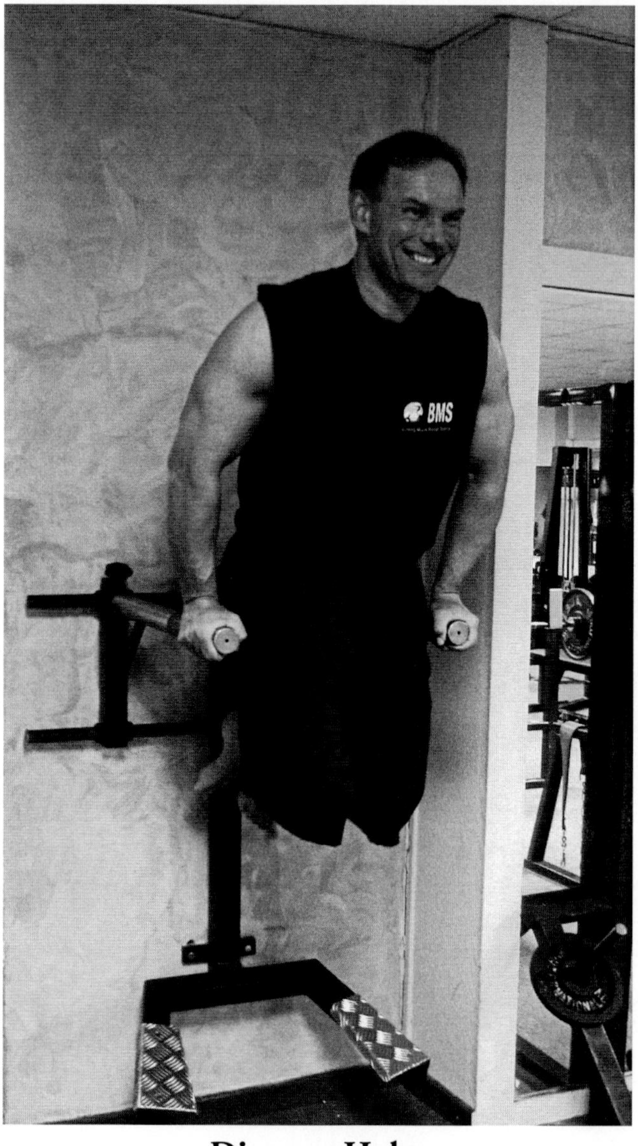

Dips am Holm

Tipps zur korrekten Technik:

- Winkeln Sie die Ellenbogen während der Bewegung seitlich vom Körper ab.
- Beugen Sie den Oberkörper während der Übungsausführung leicht nach vorne.
- Blicken Sie immer geradeaus, nicht nach unten.
- Beim Hochdrücken des Körpers ausatmen.

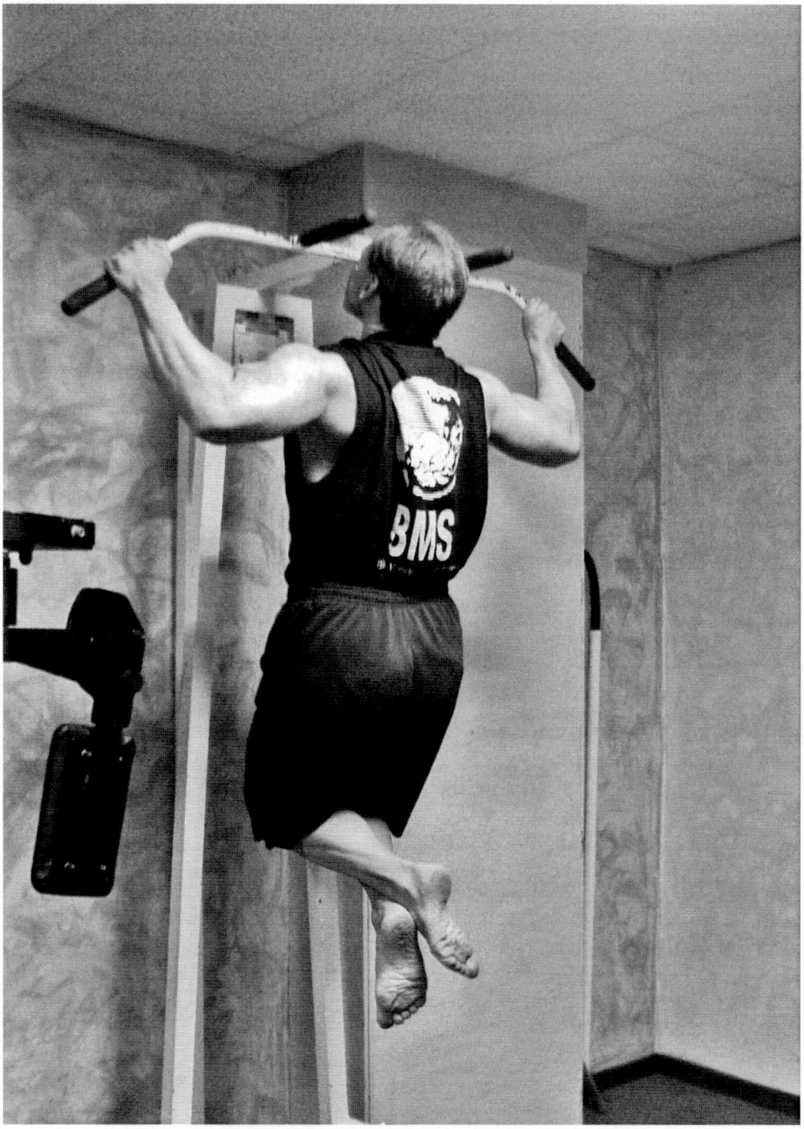

Breite Klimmzüge

Tipps zur korrekten Technik:

- Vermeiden Sie schwingende, ruckartige Bewegungen. Ziehen Sie den Körper vom tiefsten Punkt der Bewegung mit gestreckten Armen kontrolliert mindestens soweit nach oben, bis Ihre Nase sich in Höhe mit der Klimmzugstange befindet.
- Bewegen Sie die Ellenbogen während der Aufwärtsphase leicht nach hinten und drücken Sie die Schulterblätter zusammen.
- Beim Hochziehen des Körpers ausatmen.

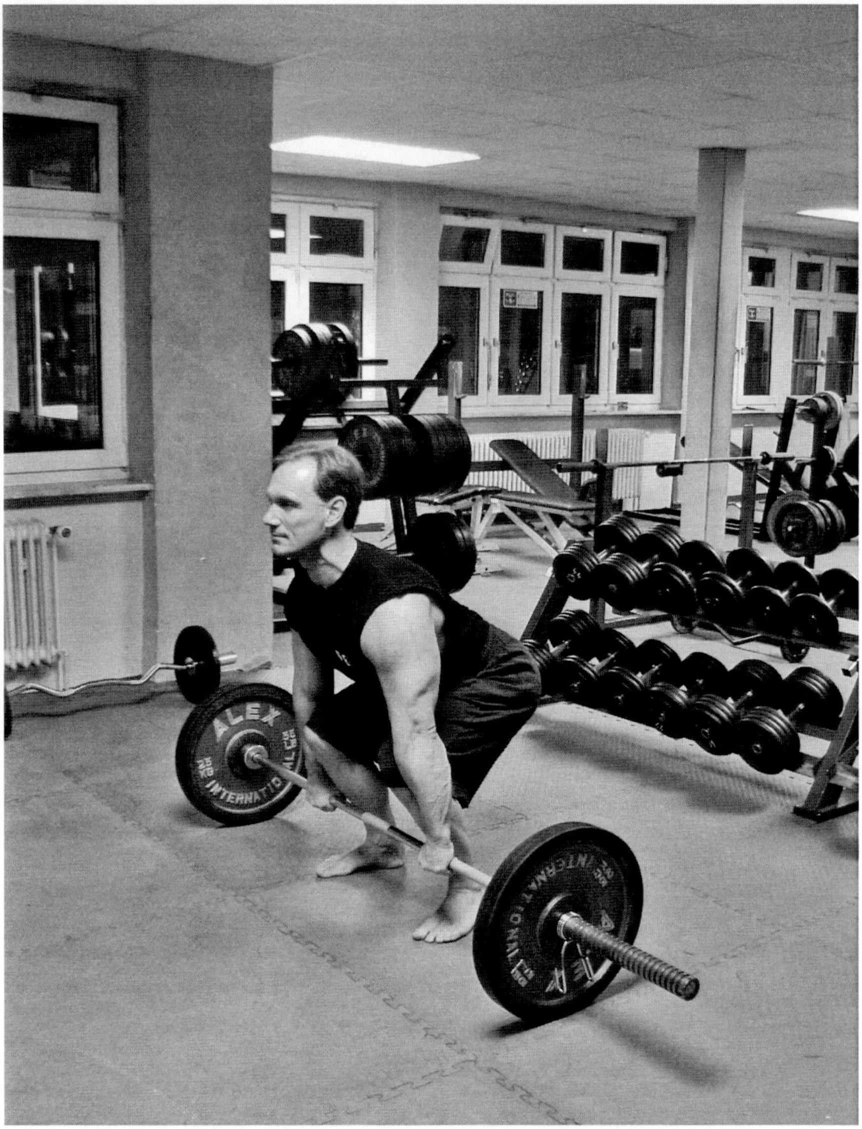

Kreuzheben mit der Langhantel

Tipps zur korrekten Technik:

- Verlagern Sie Ihr Körpergewicht auf die Fersen.
- Blicken Sie immer geradeaus, nicht nach unten oder oben.
- Halten Sie den Rücken stets gerade und durchgedrückt.
- Ziehen Sie die Schulterblätter in der aufrecht stehenden Position leicht nach hinten.
- Beim Anheben des Gewichts ausatmen.

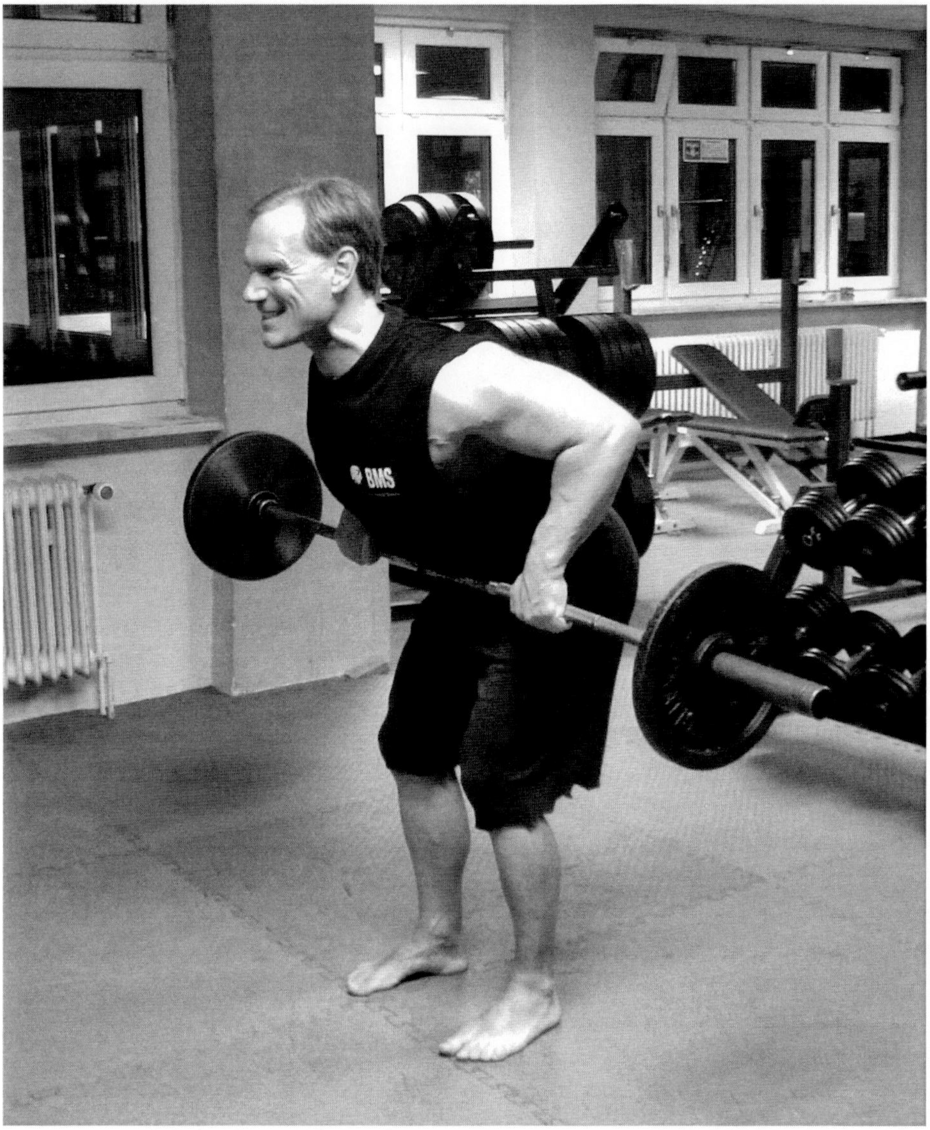

Vorgebeugtes Rudern mit der Langhantel

Tipps zur korrekten Technik:

- Winkeln Sie die Knie während der Übungsausführung leicht an.
- Halten Sie den Rücken stets gerade und durchgedrückt.
- Schwingen Sie beim Hochziehen der Hantel nicht mit dem Oberkörper.
- Ziehen Sie die Ellenbogen während der Aufwärtsbewegung nach hinten und drücken Sie die Schulterblätter zusammen.
- Beim Anheben des Gewichts ausatmen.

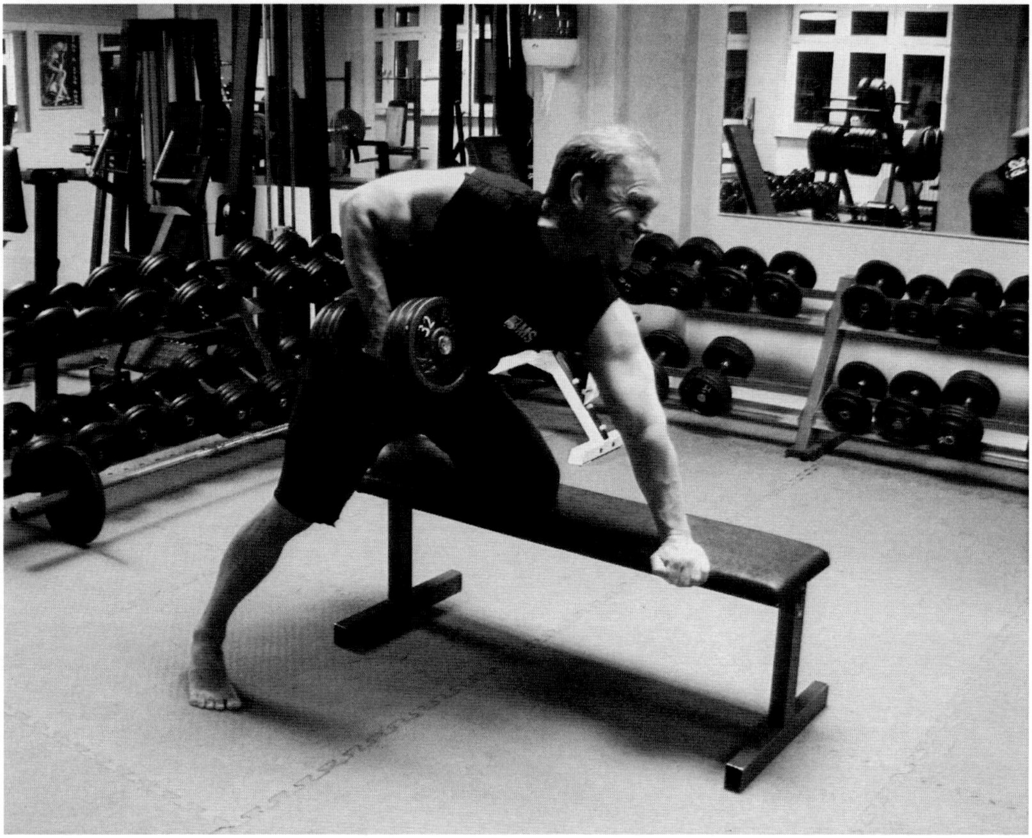

Kurzhantelrudern einarmig

Tipps zur korrekten Technik:

- Schwingen Sie während der Bewegung nicht mit dem Oberkörper.
- Halten Sie den Rücken stets gerade und durchgedrückt.
- Ziehen Sie den Ellenbogen während der Aufwärtsbewegung möglichst weit nach oben und seitlich dicht am Körper vorbei.
- Beim Anheben des Gewichts ausatmen.

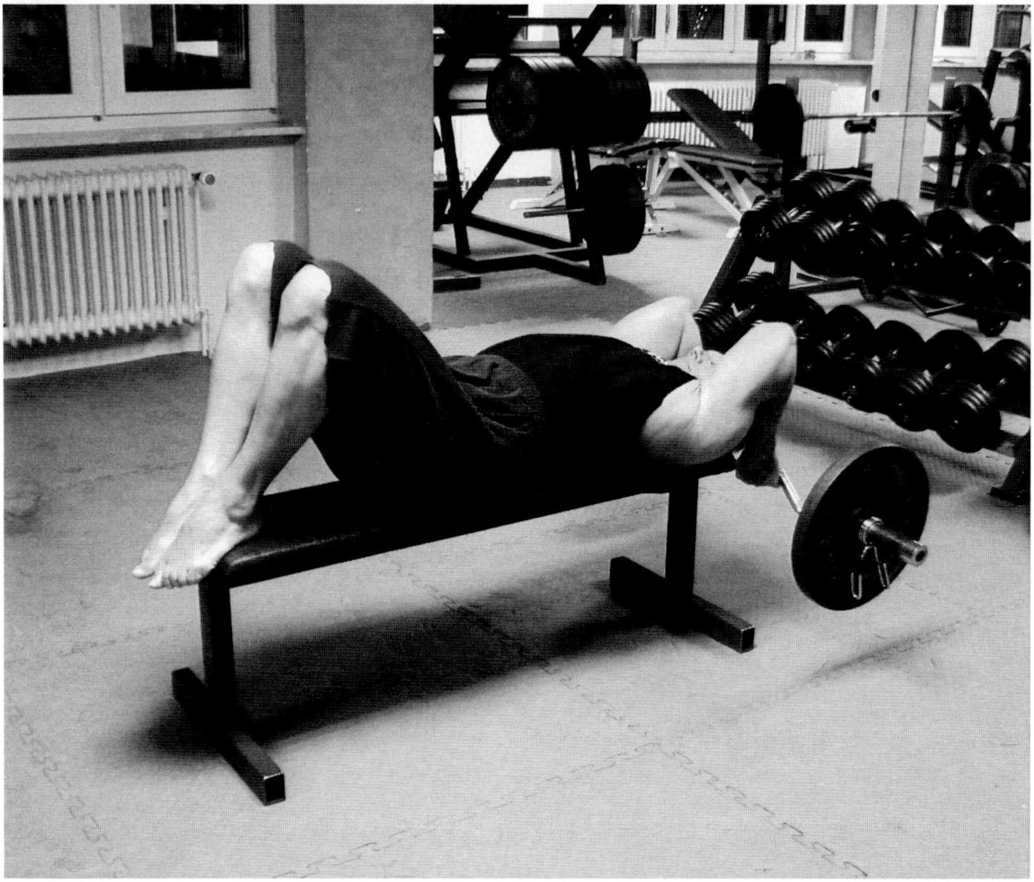

Überzüge mit der SZ-Stange

Tipps zur korrekten Technik:

- Bewegen Sie die Hantel vom Ausgangspunkt auf Ihrem Brustkorb dicht über der Nase hinweg nach hinten.
- Halten Sie die Ellenbogen stets seitlich dicht am Körper.
- Setzen Sie die Hantel am tiefsten Punkt der Bewegung nicht auf dem Boden ab.
- Halten Sie den Po während der Übungsausführung stets in Kontakt mit dem Bankpolster.
- Beim Nach – oben – Ziehen des Gewichts ausatmen.

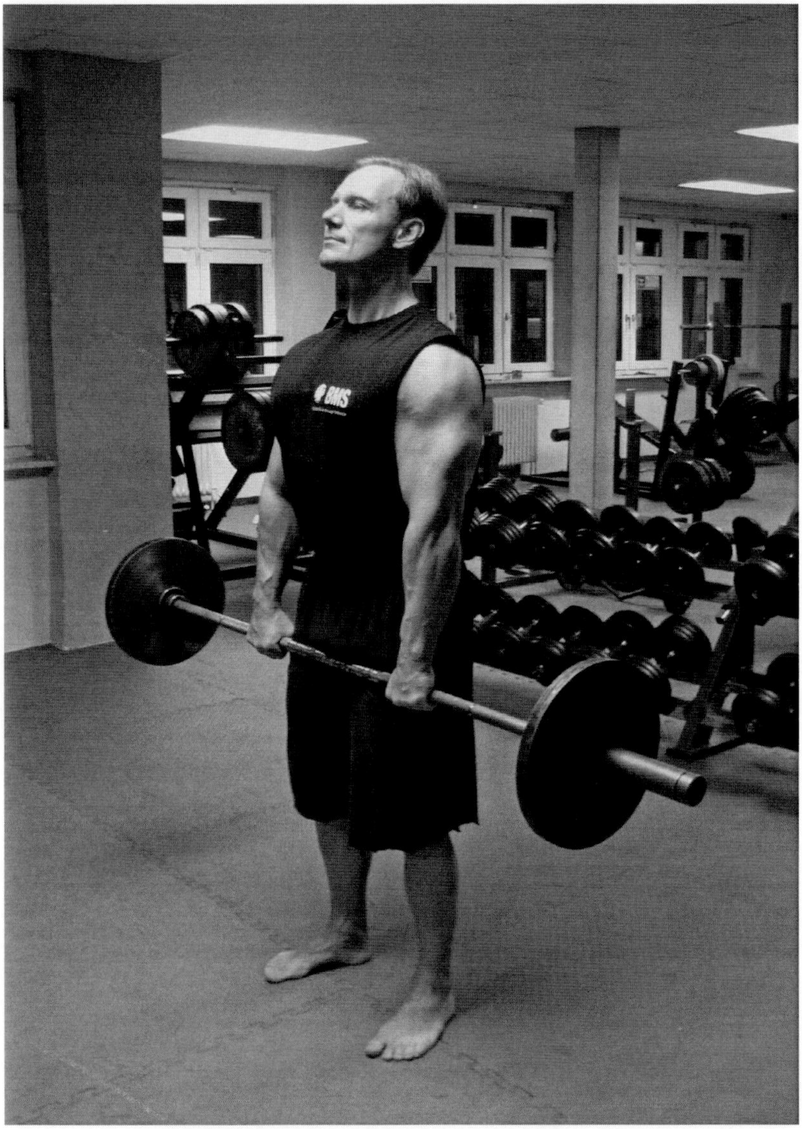

Schulterheben mit der Langhantel

Tipps zur korrekten Technik:

- Winkeln Sie Ellenbogen und Kniegelenke während der Bewegung leicht an.
- Ziehen Sie die Schultern soweit wie möglich nach oben in Richtung Ohrläppchen.
- Bewegen Sie die Hantel dicht vor dem Körper, ohne dabei in Kontakt mit den Oberschenkeln zu kommen.
- Beim Anheben des Gewichts ausatmen.

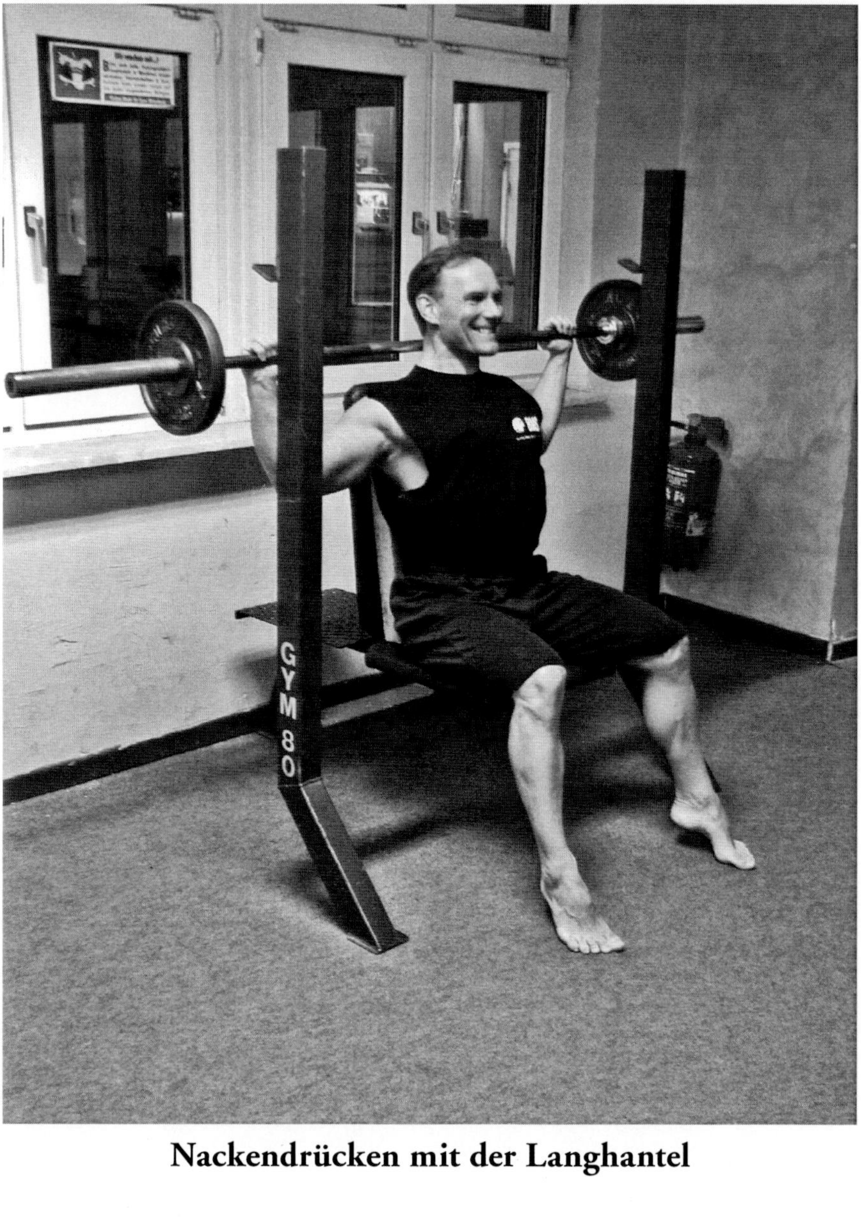

Nackendrücken mit der Langhantel

Tipps zur korrekten Technik:

- Senken Sie die Hantel soweit nach unten ab, bis diese Kontakt mit Ihrem oberen Nackenbereich bekommt.
- Federn Sie das Gewicht vom tiefsten Punkt der Bewegung nicht ab.
- Drücken Sie die Hantel kontrolliert wieder zurück bis in die Ausgangsposition mit gestreckten Armen.
- Beim Hochdrücken des Gewichts ausatmen.

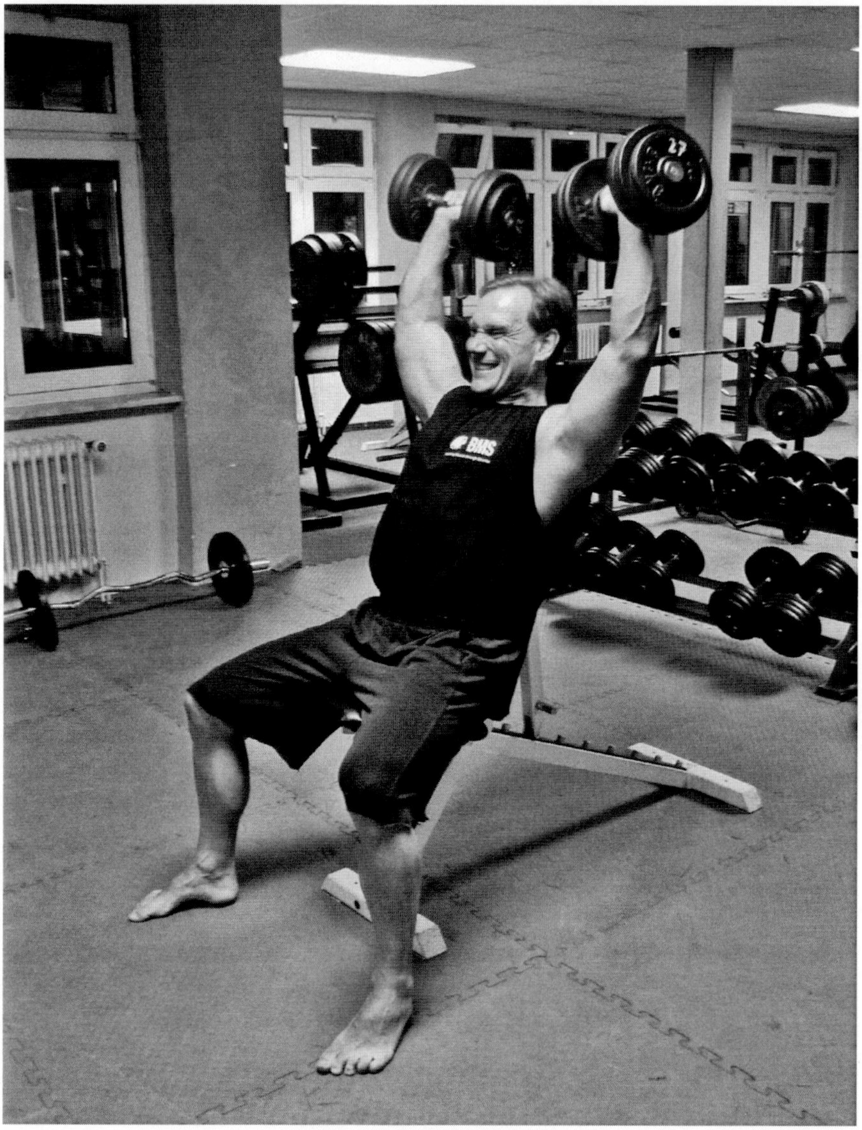

Kurzhanteldrücken

Tipps zur korrekten Technik:

- Senken Sie die Kurzhanteln soweit nach unten ab, bis diese Kontakt mit der vorderen Schultermuskulatur bekommen.
- Drehen Sie während der Aufwärtsbewegung die Handgelenke nach innen.
- Halten Sie den unteren Rückenbereich stets in Kontakt mit der Rückenlehne.
- Beim Hochdrücken der Gewichte ausatmen.

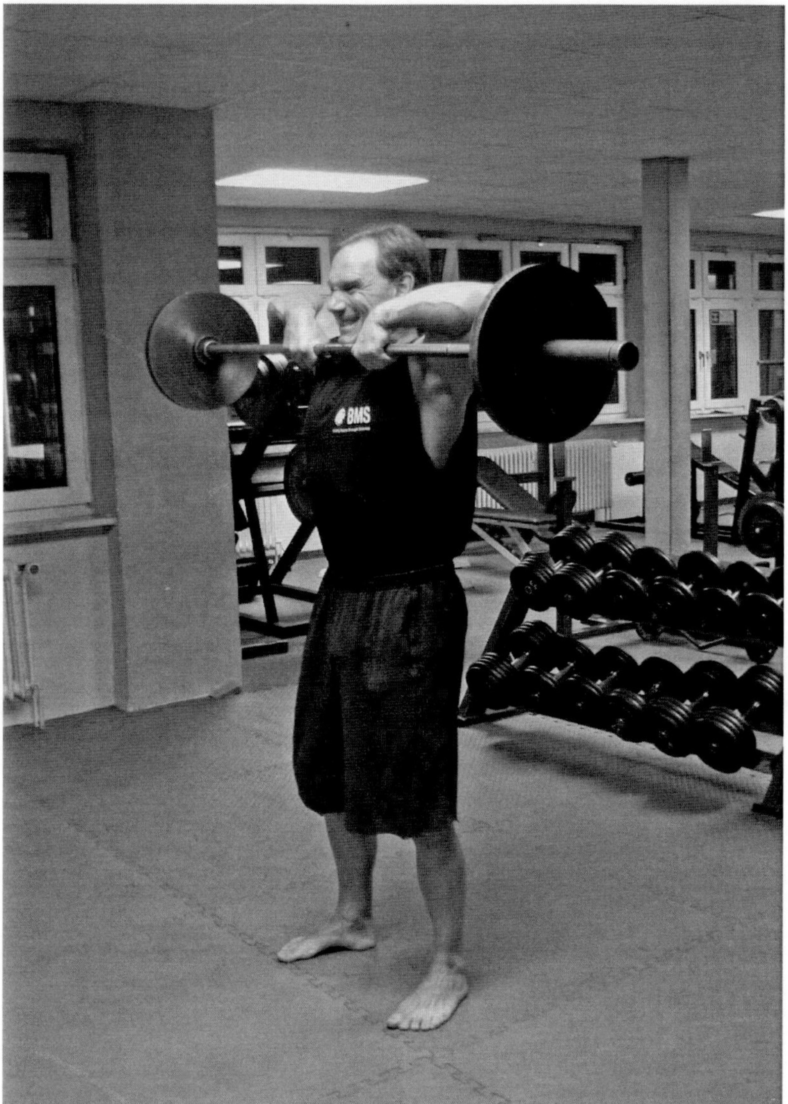

Rudern stehend

Tipps zur korrekten Technik:

- Winkeln Sie die Kniegelenke während der Übungsausführung leicht an.
- Ziehen Sie die Hantel soweit nach oben, bis diese Ihr Kinn berührt.
- Bringen Sie die Ellenbogen möglichst weit nach oben und nach hinten.
- Bewegen Sie die Hantel dicht vor dem Körper.
- Schwingen Sie während der Bewegung nicht mit dem Oberkörper.
- Beim Anheben des Gewichts ausatmen.

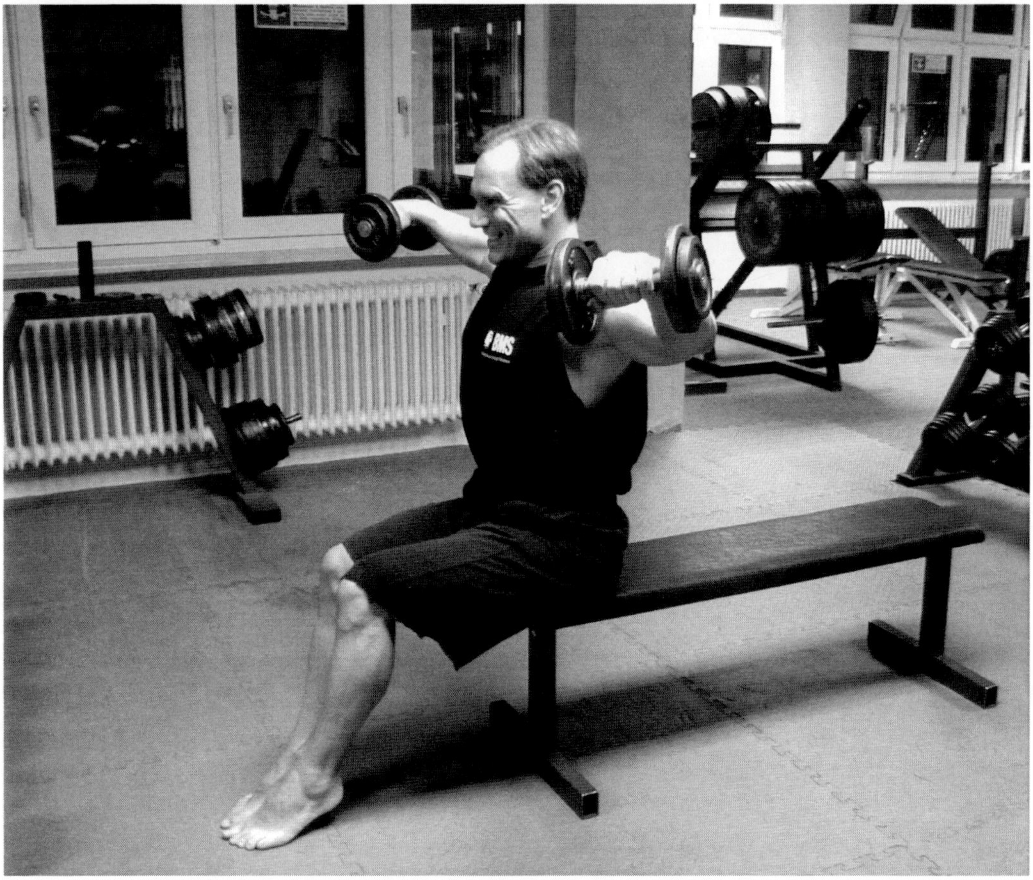

Seitheben sitzend

Tipps zur korrekten Technik:

- Winkeln Sie die Ellenbogen während der Bewegung leicht an.
- Heben Sie die Kurzhanteln etwas über Schulterhöhe.
- Schwingen Sie während der Übungsausführung nicht mit dem Oberkörper.
- Drehen Sie die Handgelenke am höchsten Punkt der Bewegung leicht nach unten.
- Beim Anheben der Kurzhanteln ausatmen.

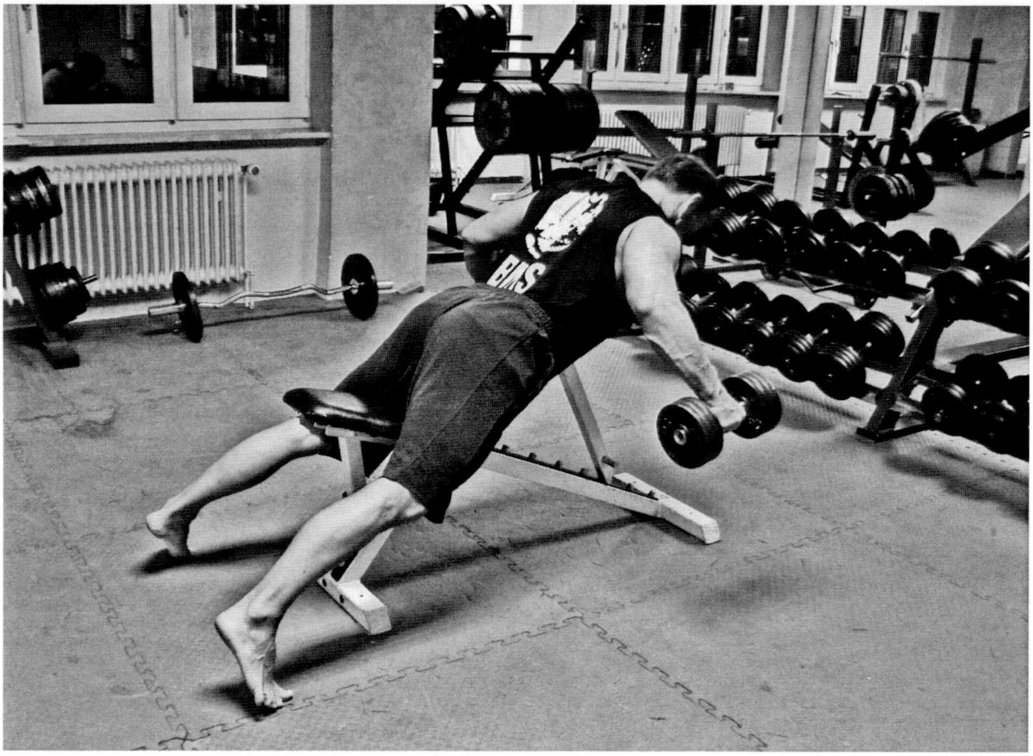

Seitheben vorgebeugt auf der Schrägbank

Tipps zur korrekten Technik:

- Winkeln Sie die Ellenbogen während der Bewegung leicht an.
- Heben Sie den oberen Brustbereich von der Banklehne ab.
- Halten Sie den Bauchbereich während der Übungsausführung stets in Kontakt mit der Banklehne und drücken Sie den unteren Rücken durch.
- Beim Anheben der Kurzhanteln ausatmen.

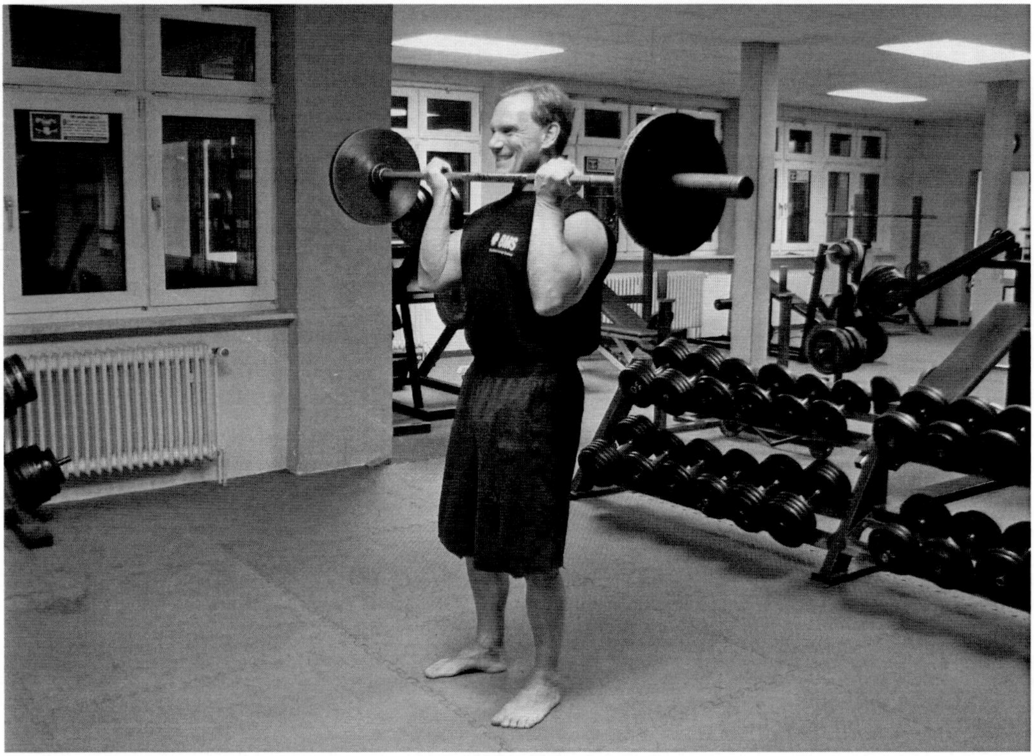

Langhantelcurl

Tipps zur korrekten Technik:

- Winkeln Sie die Kniegelenke leicht an.
- Halten Sie die Ellenbogen während der Bewegung seitlich dicht am Körper.
- Vermeiden Sie starkes Schwingen mit dem Oberkörper.
- Halten Sie die Handgelenke gerade.
- Beim Anheben des Gewichts ausatmen.

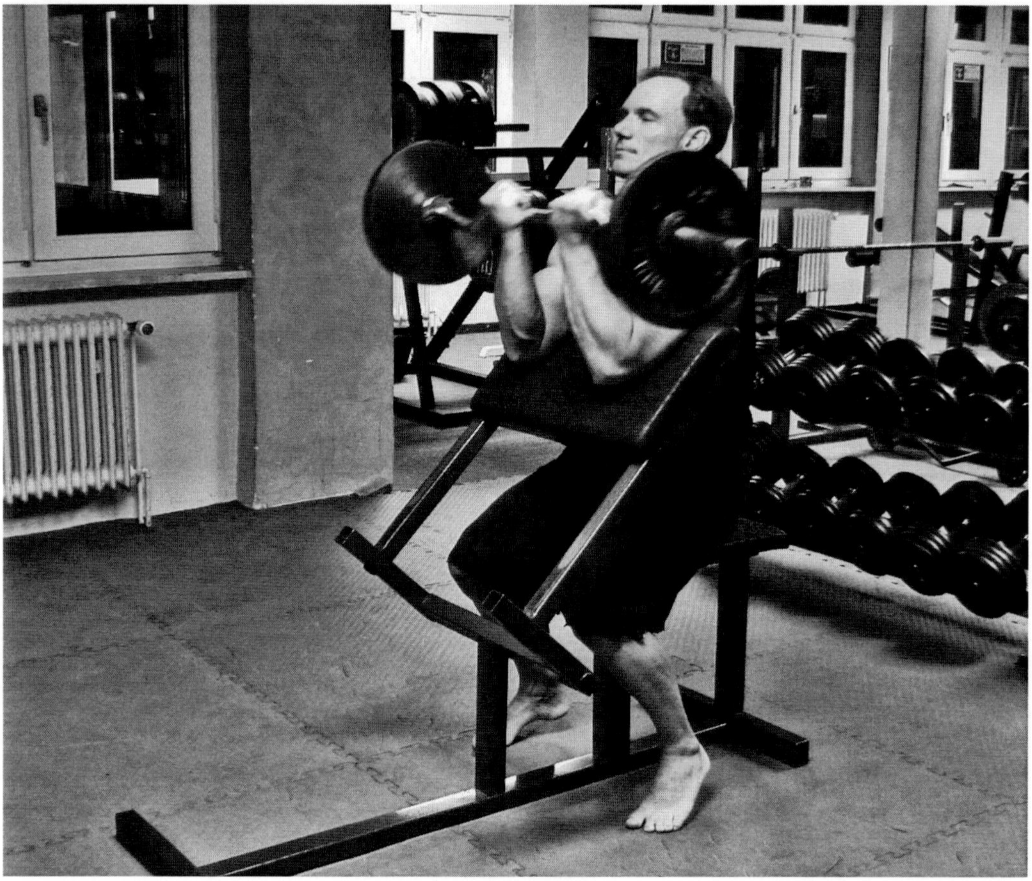

Scott-Curl

Tipps zur korrekten Technik:

- Drücken Sie die Ellenbogen während der Bewegung stets auf das Bankpolster.
- Halten Sie Schultern, Ellenbogen und Handgelenke während der Übungsausführung in einer Linie.
- Reißen Sie die Hantel vom tiefsten Punkt der Bewegung mit gestreckten Armen nicht nach oben, sondern ziehen Sie das Gewicht kraftvoll und kontrolliert zurück in die Ausgangsposition mit angewinkelten Armen.
- Halten Sie die Handgelenke gerade.
- Beim Anheben der Hantel ausatmen.

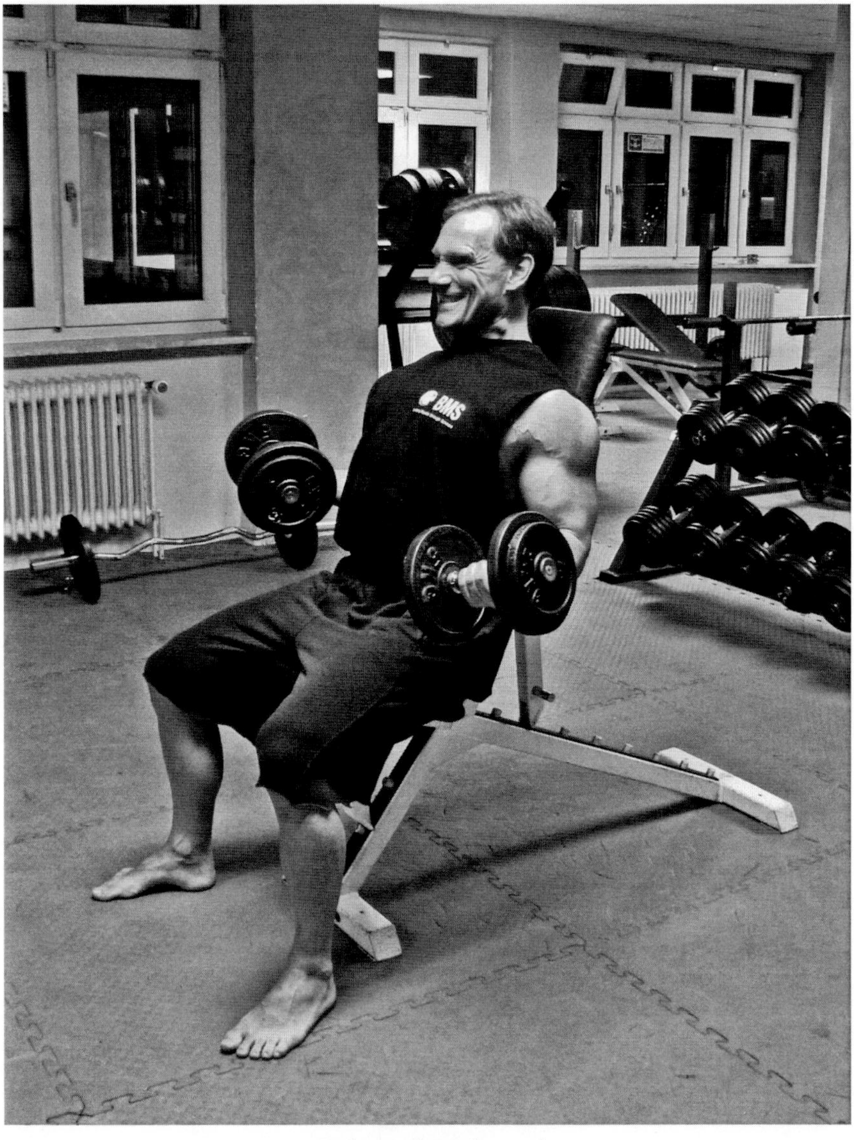

Schrägbankcurl

Tipps zur korrekten Technik:

- Ziehen Sie die Schultern leicht nach hinten.
- Drehen Sie die Handflächen während der Bewegung leicht nach außen.
- Halten Sie die Handgelenke gerade.
- Schwingen Sie während der Übungsausführung nicht mit dem Oberkörper.
- Beim Anbeugen der Arme ausatmen.

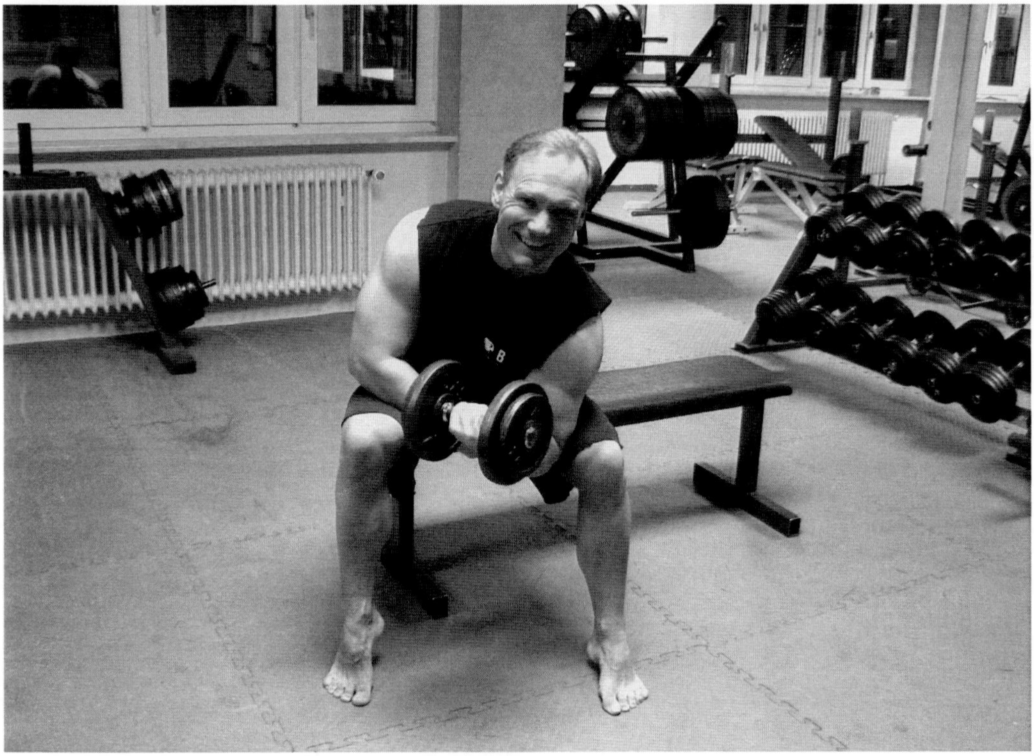

Konzentrationscurl

Tipps zur korrekten Technik:

- Schwingen Sie während der Bewegung nicht mit dem Oberkörper.
- Drücken Sie die Trizepsmuskulatur des trainierten Armes leicht gegen die Innenseite des Oberschenkels.
- Halten Sie das Handgelenk gerade.
- Beugen Sie die Hantel soweit nach oben, bis sich das Gewicht auf Schulterhöhe befindet.
- Beim Anbeugen des Gewichts ausatmen.

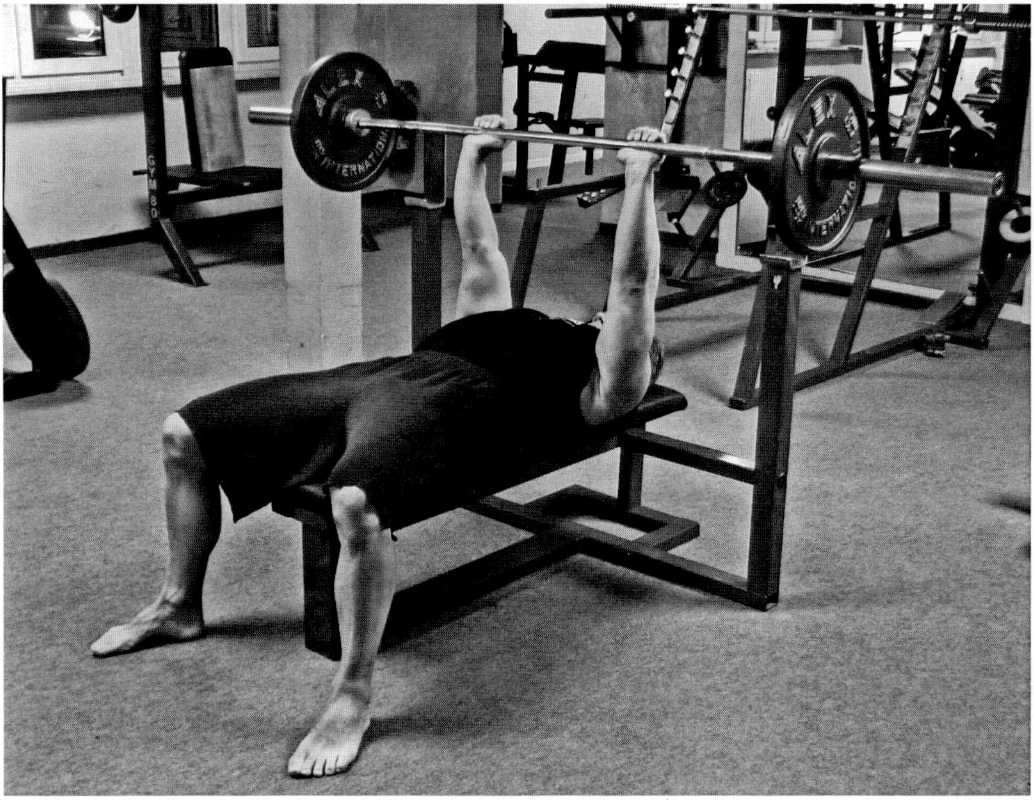

Engbankdrücken

Tipps zur korrekten Technik:

- Halten Sie den Po während der Bewegung stets in Kontakt mit dem Bankpolster.
- Führen Sie die Ellenbogen seitlich dicht am Körper.
- Federn Sie die Hantel vom tiefsten Punkt der Bewegung nicht vom Oberkörper ab, sondern drücken Sie das Gewicht kraftvoll und kontrolliert wieder zurück in die Ausgangsposition mit gestreckten Armen.
- Beim Hochdrücken der Hantel ausatmen.

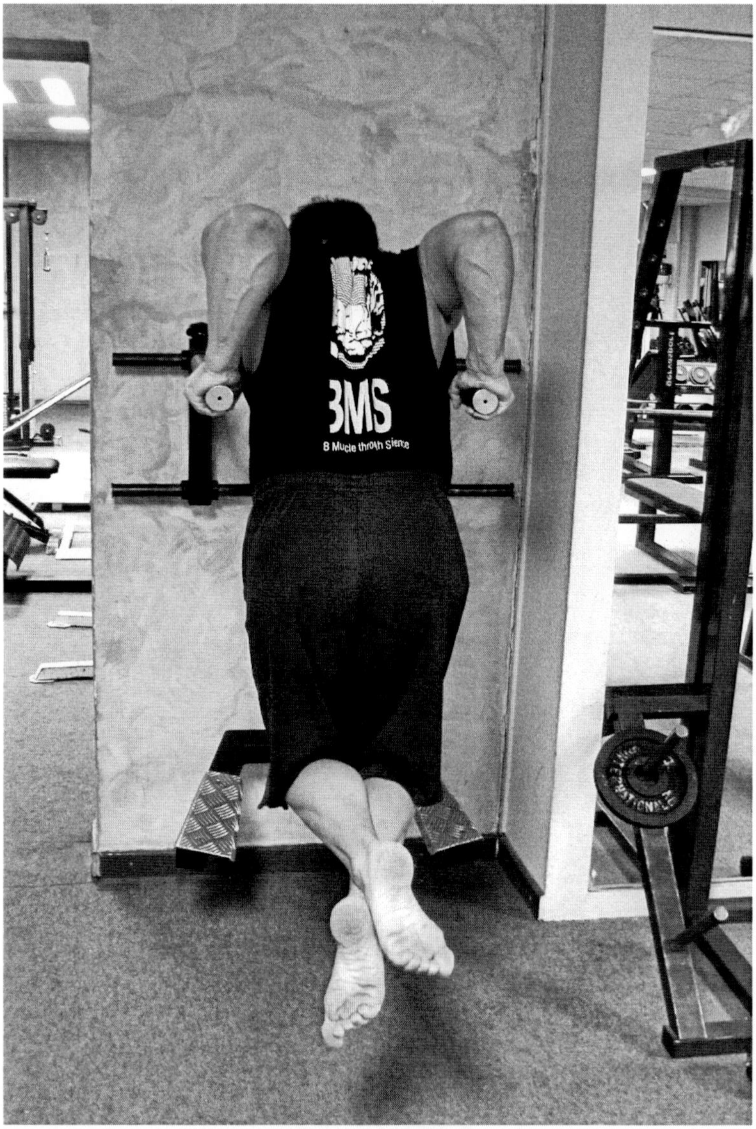

Dips am Holm

Tipps zur korrekten Technik:

- Senken Sie den Körper möglichst tief zwischen die Holme ab.
- Halten Sie den Oberkörper während der Bewegung möglichst gerade.
- Führen Sie die Ellenbogen seitlich dicht am Körper.
- Schwingen Sie nicht mit dem Oberkörper.
- Beim Hochdrücken des Körpers ausatmen.

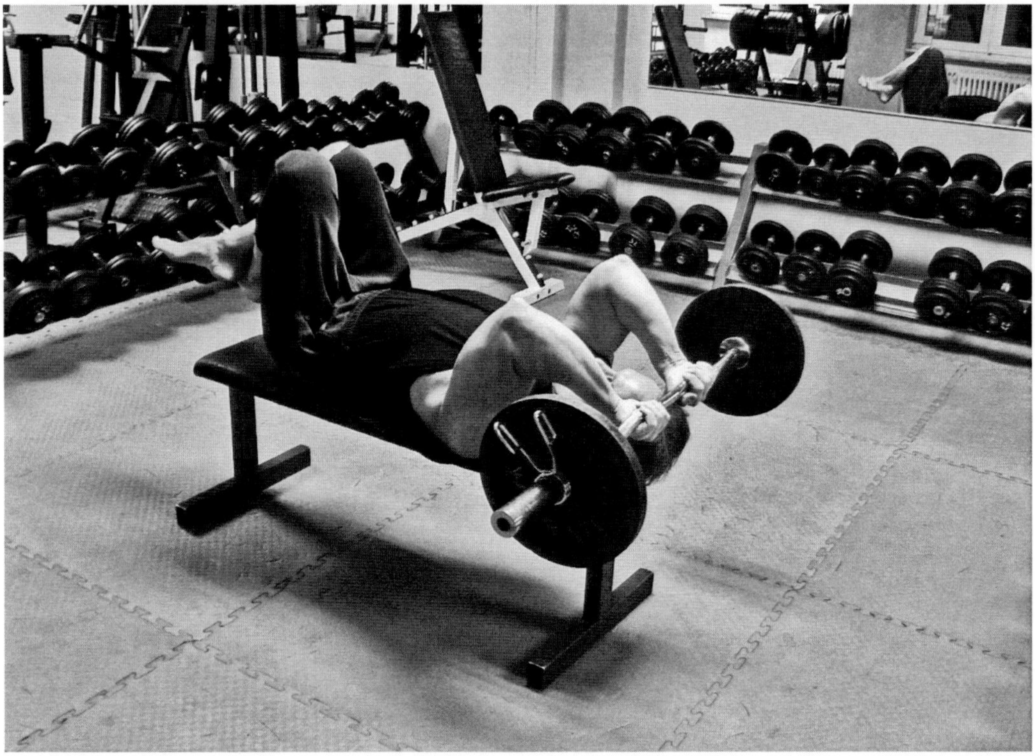

Trizepsdrücken liegend mit der Langhantel

Tipps zur korrekten Technik:

- Halten Sie die Ellenbogen während der Bewegung möglichst eng zusammen.
- Führen Sie die Hantelstange in der Abwärtsbewegung bis etwas hinter Ihren Kopf.
- Drücken Sie das Gewicht zurück bis in die Ausgangsposition mit gestreckten Armen.
- Heben Sie den Po während der Übungsausführung nicht von der Bank ab.
- Beim Hochdrücken des Gewichts ausatmen.

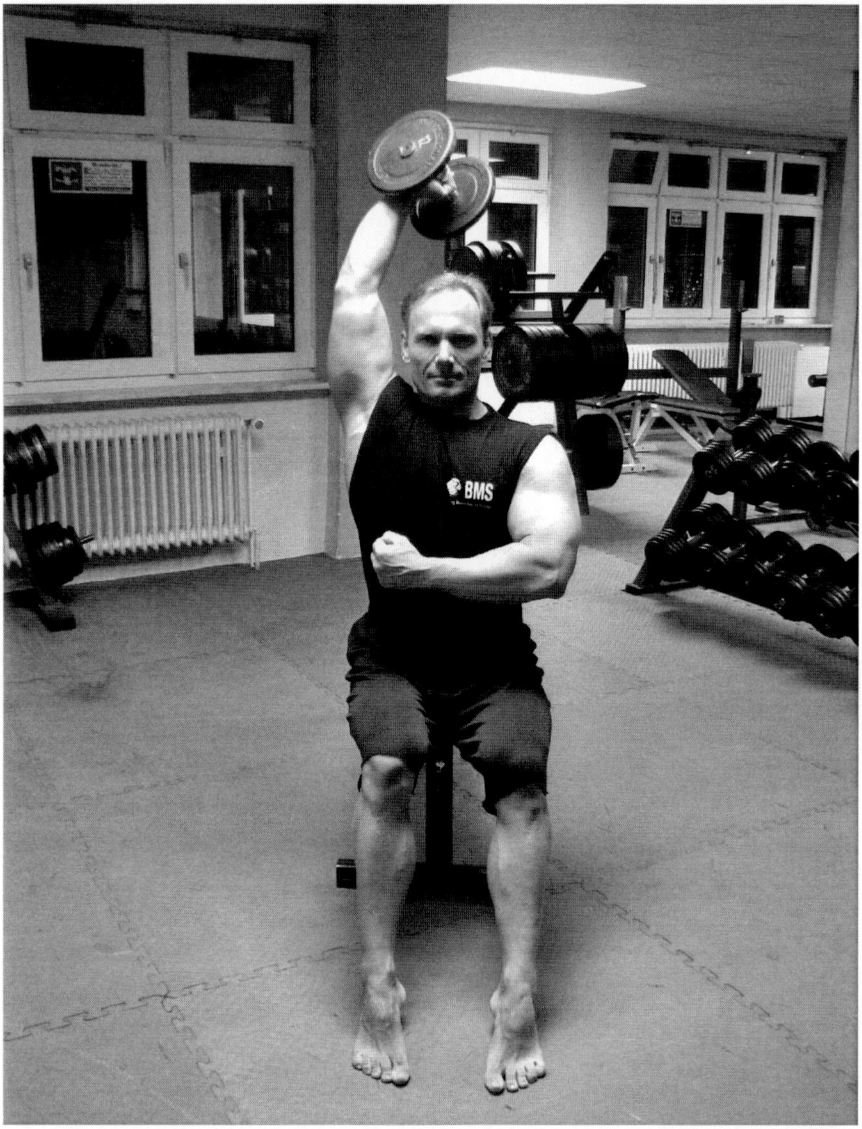

Trizepsdrücken einarmig im Sitzen mit der Kurzhantel

Tipps zur korrekten Technik:

- Halten Sie den Ellenbogen während der Bewegungsausführung stets seitlich dicht am Kopf.
- Senken Sie die Kurzhantel soweit wie möglich nach hinten ab.
- Drücken Sie die Hantel zurück bis in die Ausgangsposition mit gestrecktem Arm.
- Beim Hochdrücken des Gewichts ausatmen.

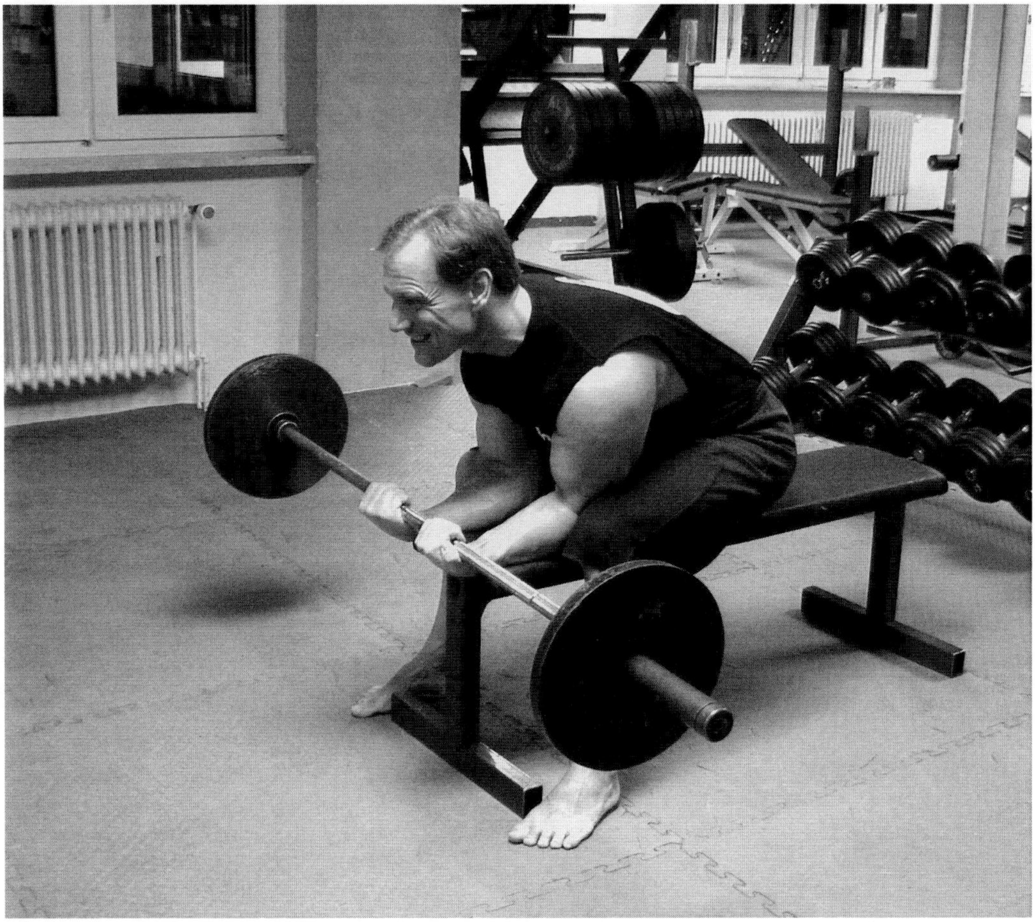

Handgelenkscurl

Tipps zur korrekten Technik:

- Halten Sie die Ellenbogen während der Bewegung immer in Kontakt mit dem Bankpolster.
- Senken Sie die Handgelenke soweit wie möglich nach unten ab.
- Um den Bewegungsradius noch zu erhöhen, lassen Sie die Hantelstange in der Position mit abgesenkten Händen bis zu den Fingerspitzen rollen.
- Beim Anbeugen des Gewichts ausatmen.

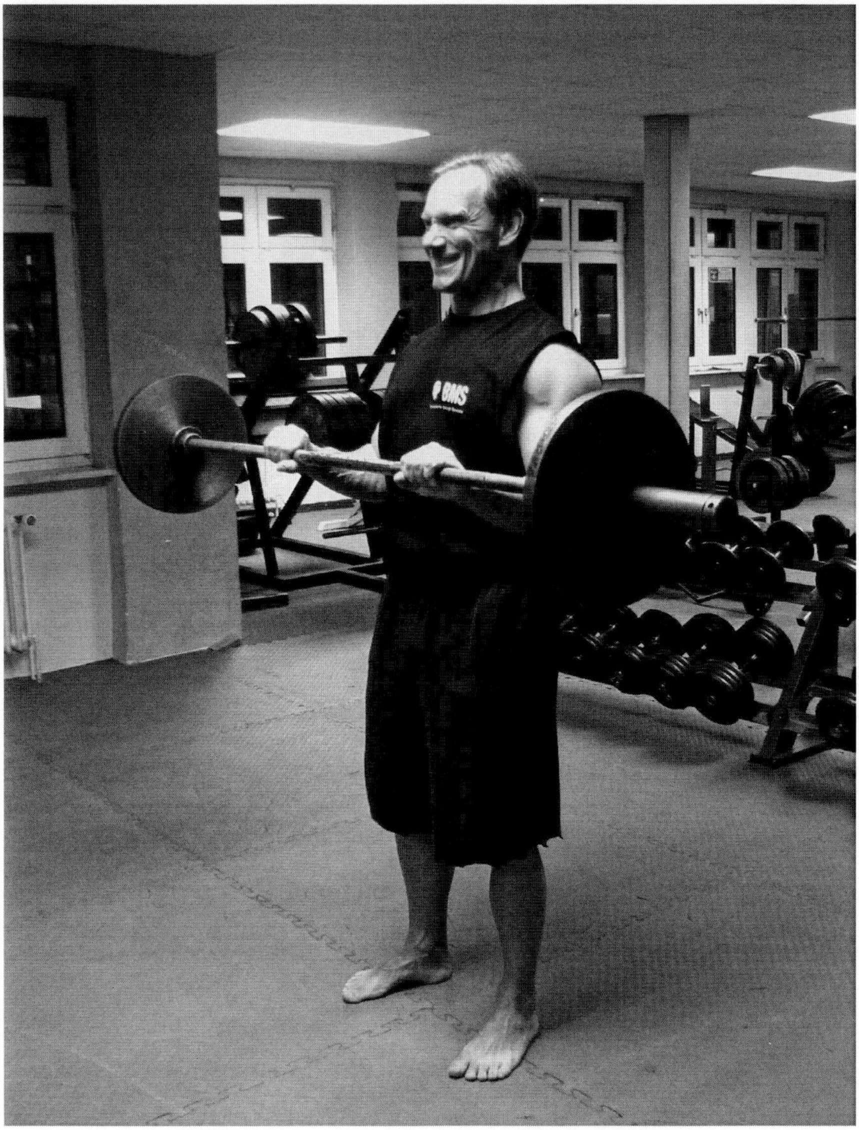

Reverse – Curl mit der Langhantel

Tipps zur korrekten Technik:

- Winkeln Sie die Kniegelenke leicht an.
- Vermeiden Sie während der Bewegung das Schwingen mit dem Oberkörper.
- Halten Sie die Ellenbogen während der Übungsausführung seitlich dicht am Körper.
- Beim Anbeugen des Gewichts ausatmen.

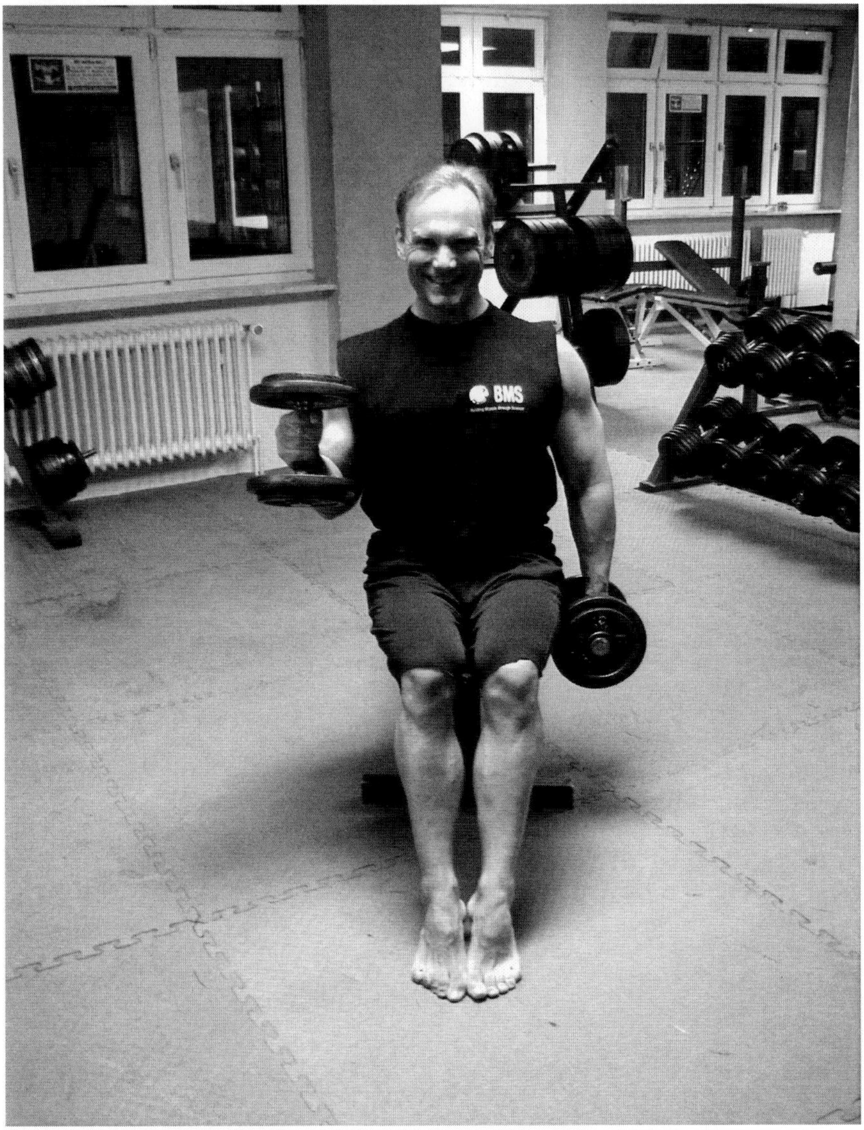

Hammer-Curl sitzend

Tipps zur korrekten Technik:

- Schwingen Sie während der Bewegung nicht mit dem Oberkörper.
- Halten Sie die Ellenbogen während der Übungsausführung seitlich dicht am Körper.
- Positionieren Sie die Hände so, dass sich die Handflächen parallel zueinander gewandt befinden.
- Beim Anbeugen der Hanteln ausatmen.

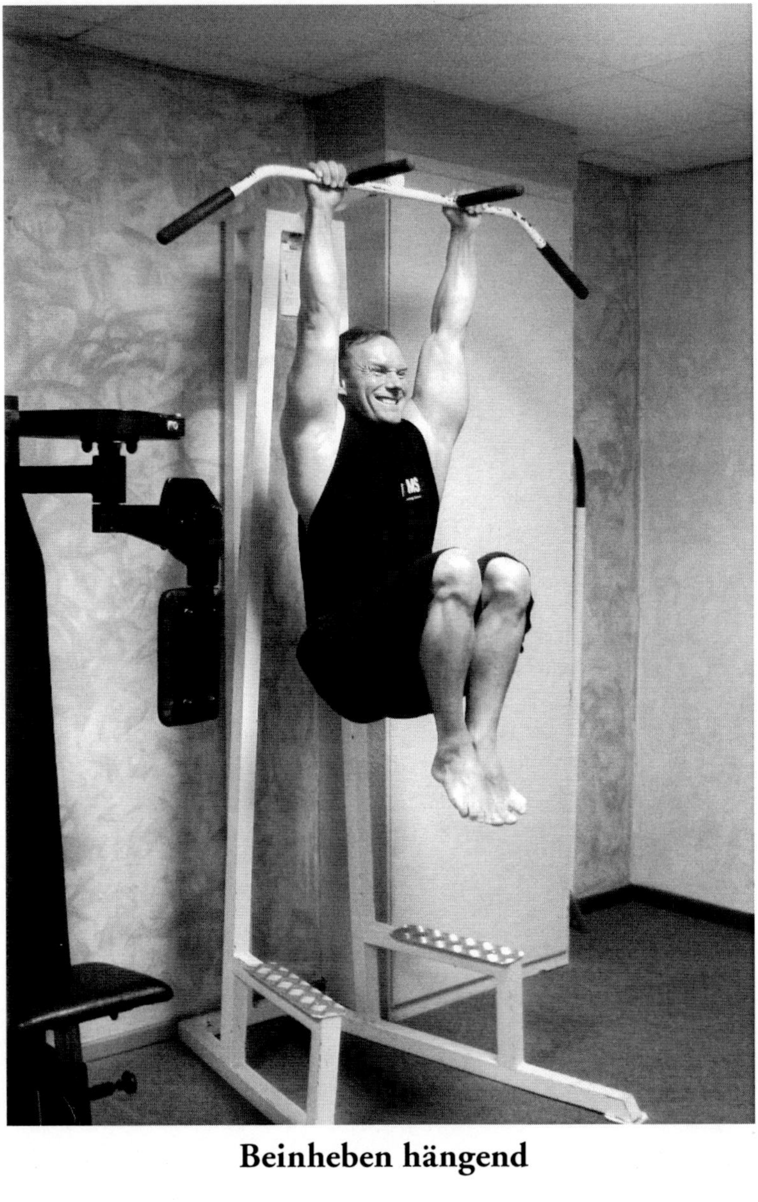

Beinheben hängend

Tipps zur korrekten Technik:

- Schwingen Sie während der Bewegung nicht mit dem Oberkörper.
- Ziehen Sie die Knie soweit wie möglich nach oben in Richtung Brustkorb.
- Durch seitliches Drehen der Knie während der Bewegung wird ein sehr guter Trainingseffekt für die seitliche Bauchmuskulatur erzielt.
- Beim Anheben der Beine ausatmen.

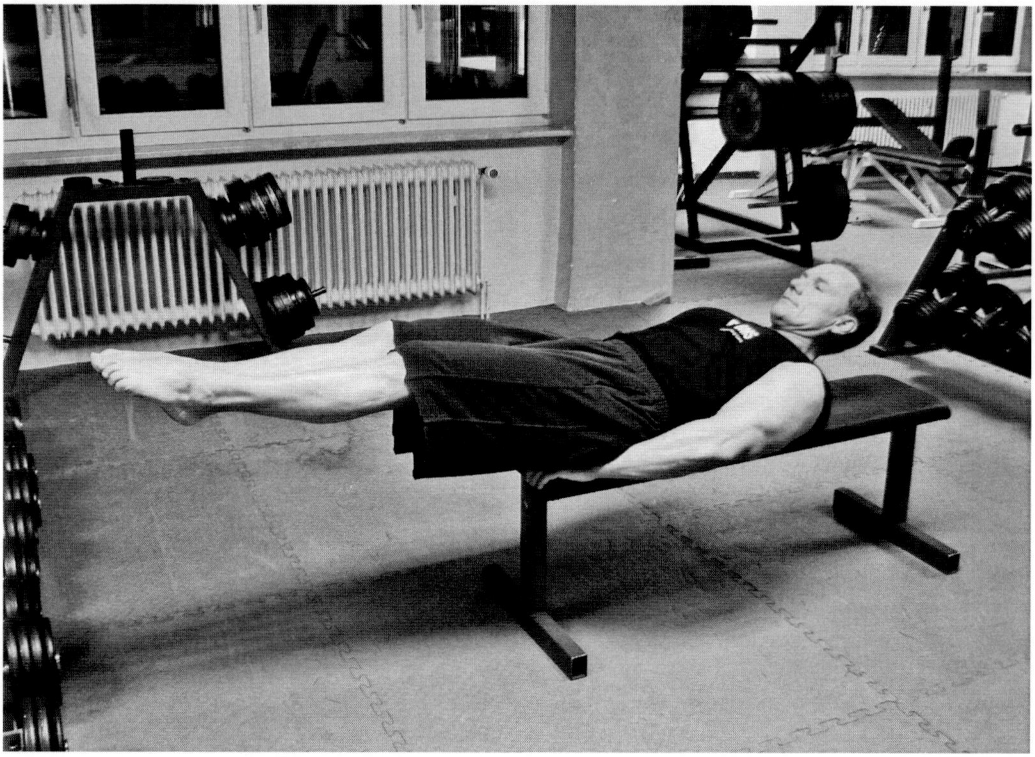

Beinheben liegend auf der Flachbank

Tipps zur korrekten Technik:

- Positionieren Sie die Hände unter dem Po, die Handrücken zeigen dabei nach oben.
- Senken Sie die Füße bis unter die Parallele Position der Beine zum Boden ab.
- Halten Sie den unteren Rückenbereich während der Bewegung stets in Kontakt mit dem Bankpolster.
- Winkeln Sie die Kniegelenke leicht an.
- Beim Anheben der Beine ausatmen.

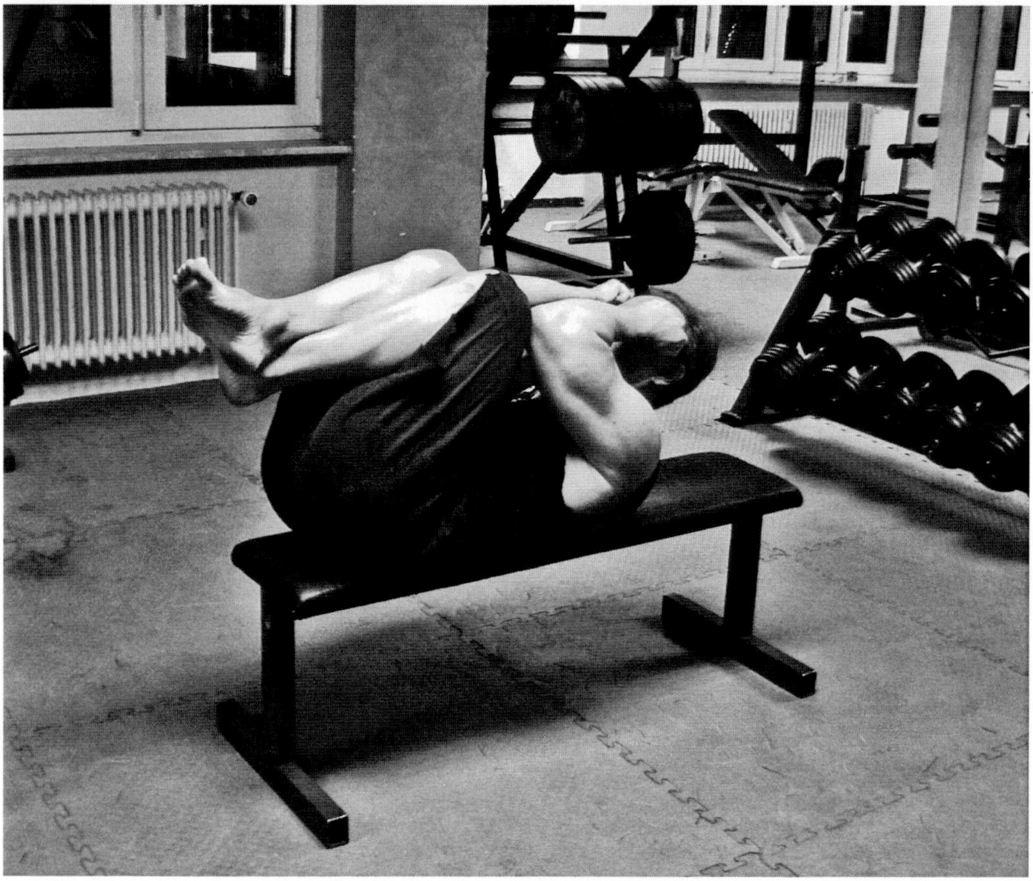

Crunch auf der Flachbank

Tipps zur korrekten Technik:

- Bewegen Sie die Oberschenkel nur soweit vom Körper weg, dass Sie den unteren Rückenbereich nicht vom Bankpolster abheben.
- Halten Sie Knie und Ellenbogen während der Bewegung stets dicht zusammen.
- Bringen Sie Knie und Ellenbogen am höchsten Punkt der Bewegung kurz in Kontakt.
- Beim Aufrichten des Oberkörpers ausatmen.

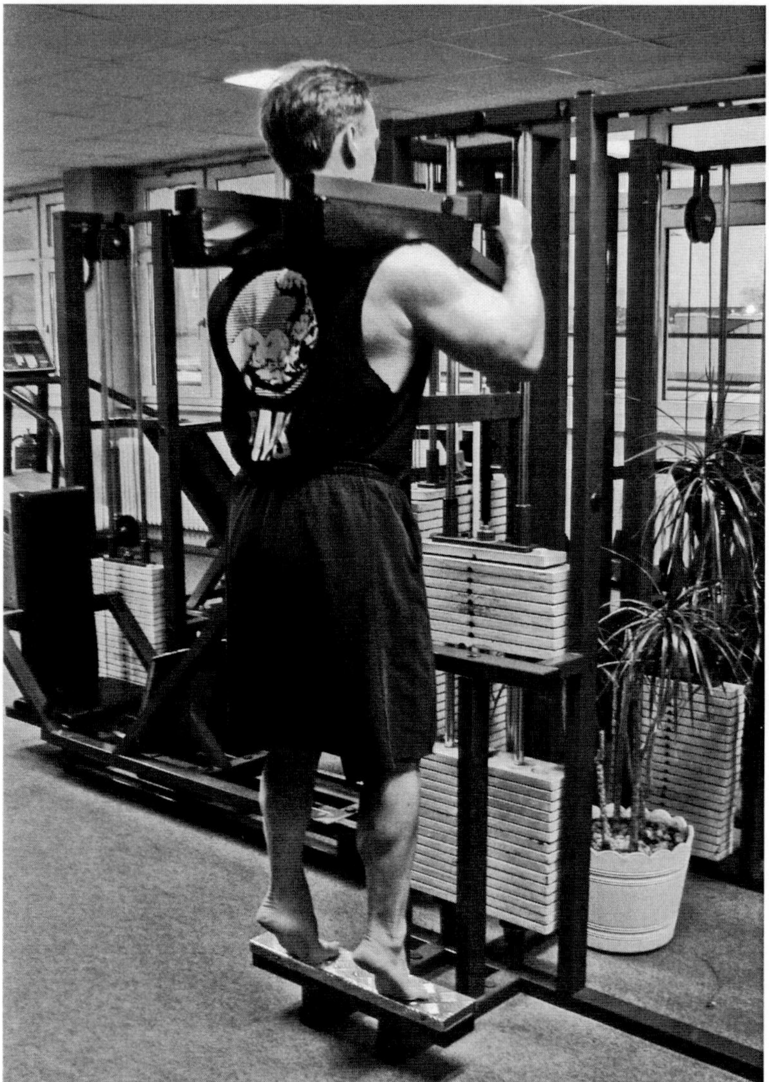

Wadenheben stehend

Tipps zur korrekten Technik:

- Winkeln Sie die Kniegelenke während der Bewegung leicht an.
- Senken Sie die Fersen soweit wie möglich in Richtung Boden ab.
- Drücken Sie sich bis zum höchsten Punkt der Bewegung auf die Zehenspitzen.
- Beim Anheben des Gewichts ausatmen.

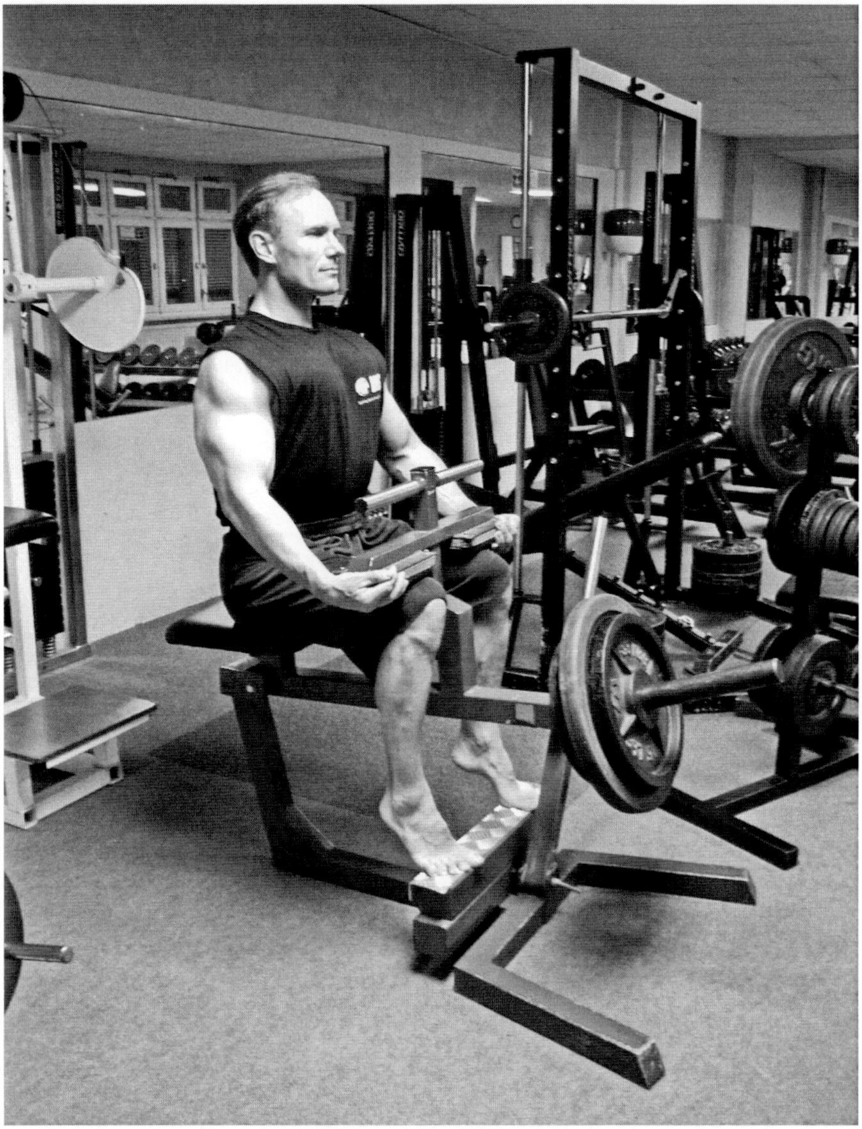

Wadenheben sitzend

Tipps zur korrekten Technik:

- Positionieren Sie das Sitzpolster etwas oberhalb der Kniegelenke.
- Senken Sie die Fersen soweit wie möglich in Richtung Boden ab.
- Drücken Sie sich bis zum höchsten Punkt der Bewegung auf die Zehenspitzen.
- Beim Anheben des Gewichts ausatmen.

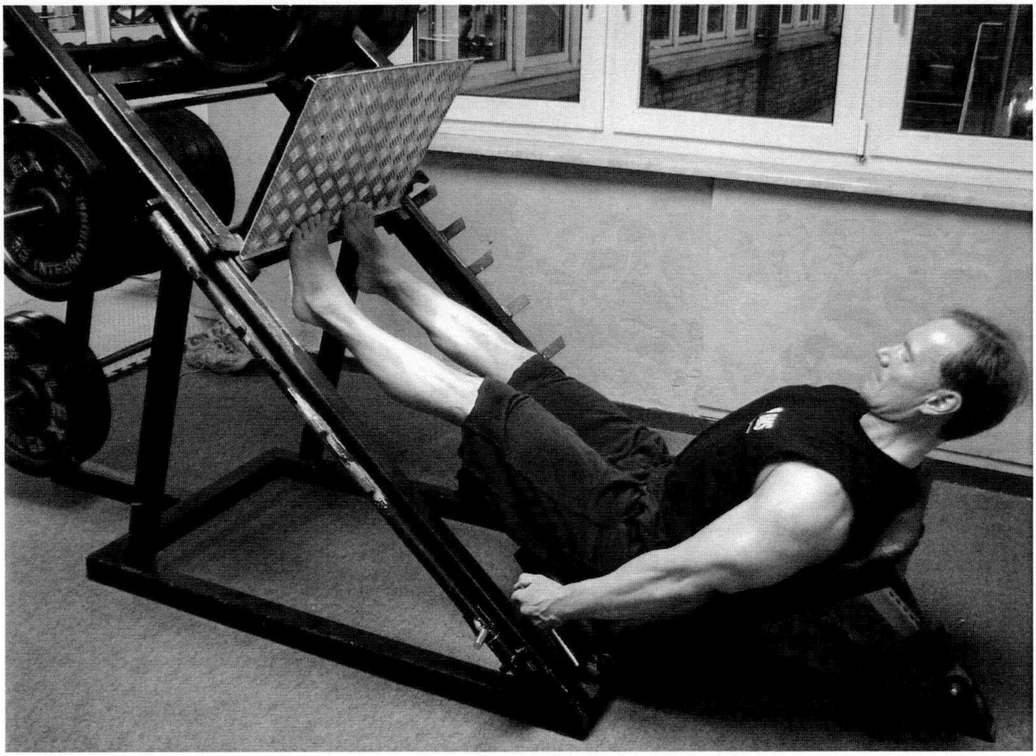

Wadenheben an der Beinpresse

Tipps zur korrekten Technik:

- Winkeln Sie die Kniegelenke während der Bewegung leicht an.
- Senken Sie die Fersen soweit wie möglich nach unten ab.
- Drücken Sie sich bis zum höchsten Punkt der Bewegung auf die Zehenspitzen.
- Beim Anheben des Gewichtes ausatmen.

Anhang 2: Alle Rezepte in der Übersicht

Frühstück

Snacks

Anhang 3:
Literaturverzeichnis

Breitenstein, Berend: Die Bodybuilding-Bibel. Reinbek 2006/2007
Breitenstein, Berend: Massive Muskeln. Reinbek 2003/2008
Breitenstein, Berend; Rossmeier, Armin: Die Kraftküche. Reinbek 2000/2007
Breitenstein, Berend: Body Transformation-Natural Style! BOD 2007
Breitenstein, Berend: Power Bodybuilding. Reinbek 1999/2007
Breitenstein, Berend: Ernährung vor und während des Training / BMS-Magazin Sept. 2007
Breitenstein, Berend: Ernährung nach dem Training / BMS-Magazin April 2008
Stoppani, Jim: Casein Point, Flex-Magazine, S.234, Oktober 2007
Stoppani, Jim: Stark Koffeiniert, Muscle & Fitness, S.30, Januar 2008
Reformhaus Kurier: Fit mit dem richtigen Fett, S.5, Januar 2008

Anhang 4: Webadressenverzeichniss

www.berend-breitenstein.de
www.gnbf.de
www.bmsshop.de
www.sportrevue.de
www.fitness-station.de
www.form-fit.de
www.fitfood.com
www.besthardbodies.com
www.phgwedel.de

Persönliche Notizen

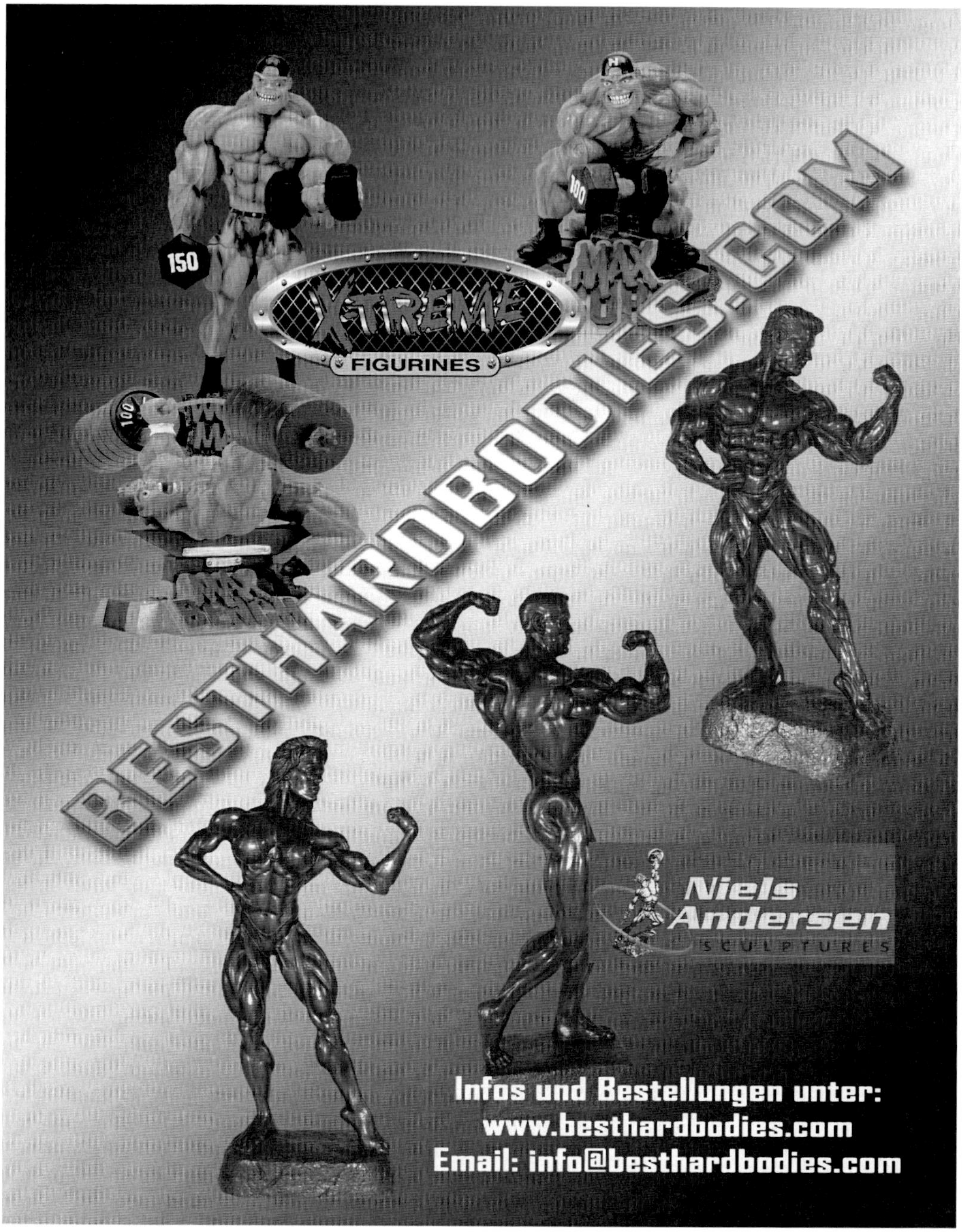
BESTHARDBODIES.COM
X-TREME
FIGURINES
150
100
Niels
Andersen
SCULPTURES
Infos und Bestellungen unter:
www.besthardbodies.com
Email: info@besthardbodies.com

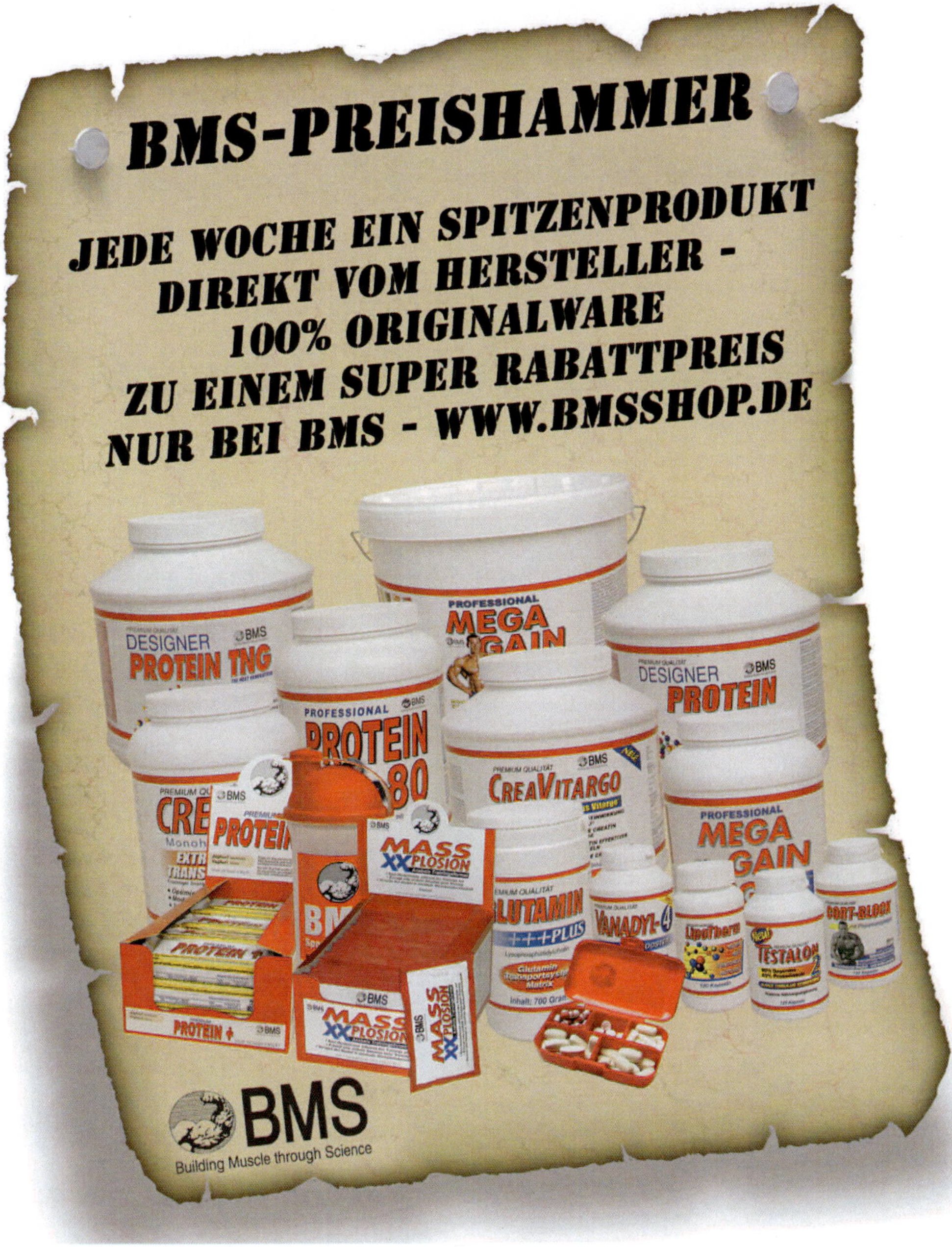
BMS-PREISHAMMER
JEDE WOCHE EIN SPITZENPRODUKT
DIREKT VOM HERSTELLER -
100% ORIGINALWARE
ZU EINEM SUPER RABATTPREIS
NUR BEI BMS - WWW.BMSSHOP.DE
DESIGNER PROTEIN TNG
PROFESSIONAL MEGA GAIN
DESIGNER PROTEIN
PROFESSIONAL PROTEIN 80
CREAVITARGO
PROFESSIONAL MEGA GAIN
MASS XXPLOSION
PROTEIN +
TESTALON
CORT-BLOCK
BMS
Building Muscle through Science